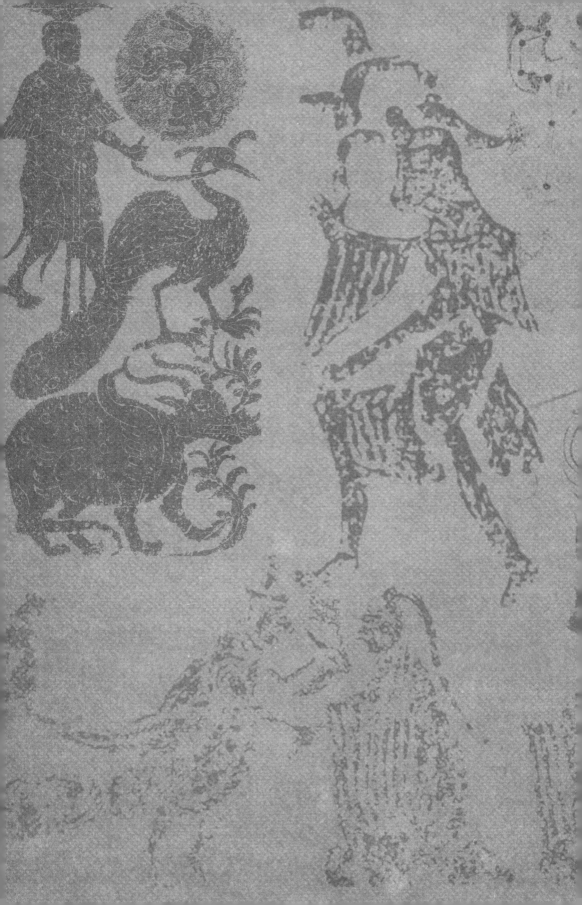

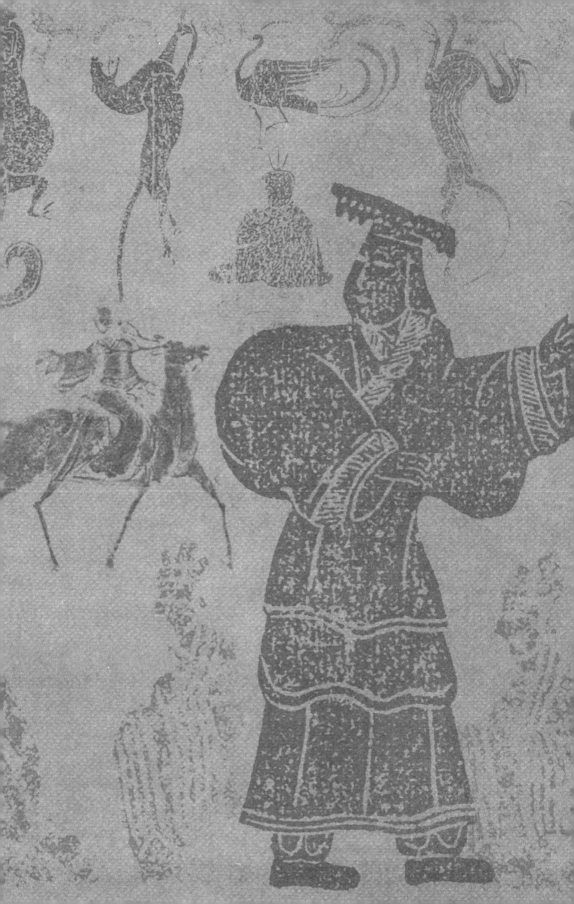

中国古医籍整理丛书

厚生训纂

明·周臣 编撰

张孙彪 校注

中国中医药出版社

·北京·

图书在版编目（CIP）数据

厚生训纂/（明）周臣编撰；张孙彪校注．—北京：中国中医药出版社，2016.1

（中国古医籍整理丛书）

ISBN 978 – 7 – 5132 – 3090 – 2

Ⅰ.①厚… Ⅱ.①周…②张… Ⅲ.①养生（中医）－中国－古代 Ⅳ.①R212

中国版本图书馆 CIP 数据核字（2016）第 007643 号

中 国 中 医 药 出 版 社 出 版
北京市朝阳区北三环东路 28 号易亨大厦 16 层
邮政编码 100013
传真 010 64405750
保定市中画美凯印刷有限公司印刷
各地新华书店经销

*

开本 710 × 1000 1/16 印张 7.75 字数 38 千字
2016 年 1 月第 1 版 2016 年 1 月第 1 次印刷
书 号 ISBN 978 – 7 – 5132 – 3090 – 2

*

定价 25.00 元
网址 www.cptcm.com

国家中医药管理局
中医药古籍保护与利用能力建设项目
组织工作委员会

前　言

　　中医药古籍是传承中华优秀文化的重要载体，也是中医学传承数千年的知识宝库，凝聚着中华民族特有的精神价值、思维方法、生命理论和医疗经验，不仅对于传承中医学术具有重要的历史价值，更是现代中医药科技创新和学术进步的源头和根基。保护和利用好中医药古籍，是弘扬中国优秀传统文化、传承中医学术的必由之路，事关中医药事业发展全局。

　　1949年以来，在政府的大力支持和推动下，开展了系统的中医药古籍整理研究。1958年，国务院科学规划委员会古籍整理出版规划小组在北京成立，负责指导全国的古籍整理出版工作。1982年，国务院古籍整理出版规划小组召开全国古籍整理出版规划会议，制定了《古籍整理出版规划（1982—1990）》，卫生部先后下达了两批200余种中医古籍整理任务，掀起了中医古籍整理研究的新高潮，对中医文化与学术的弘扬、传承和发展，发挥了极其重要的作用，产生了不可估量的深远影响。

　　2007年《国务院办公厅关于进一步加强古籍保护工作的意见》明确提出进一步加强古籍整理、出版和研究利用，以及

"保护为主、抢救第一、合理利用、加强管理"的方针。2009年《国务院关于扶持和促进中医药事业发展的若干意见》指出，要"开展中医药古籍普查登记，建立综合信息数据库和珍贵古籍名录，加强整理、出版、研究和利用"。《中医药创新发展规划纲要（2006—2020）》强调继承与创新并重，推动中医药传承与创新发展。

2003~2010年，国家财政多次立项支持中国中医科学院开展针对性中医药古籍抢救保护工作，在中国中医科学院图书馆设立全国唯一的行业古籍保护中心，影印抢救濒危珍本、孤本中医古籍1640余种；整理发布《中国中医古籍总目》；遴选351种孤本收入《中医古籍孤本大全》影印出版；开展了海外中医古籍目录调研和孤本回归工作，收集了11个国家和2个地区137个图书馆的240余种书目，基本摸清流失海外的中医古籍现状，确定国内失传的中医药古籍共有220种，复制出版海外所藏中医药古籍133种。2010年，国家财政部、国家中医药管理局设立"中医药古籍保护与利用能力建设项目"，资助整理400余种中医药古籍，并着眼于加强中医药古籍保护和研究机构建设，培养中医古籍整理研究的后备人才，全面提高中医药古籍保护与利用能力。

在此，国家中医药管理局成立了中医药古籍保护和利用专家组和项目办公室，专家组负责项目指导、咨询、质量把关，项目办公室负责实施过程的统筹协调。专家组成员对古籍整理研究具有丰富的经验，有的专家从事古籍整理研究长达70余年，深知中医药古籍整理研究的重要性、艰巨性与复杂性，履行职责认真务实。专家组从书目确定、版本选择、点校、注释等各方面，为项目实施提供了强有力的专业指导。老一辈专家的学术水平和智慧，是项目成功的重要保证。项目承担单位山东中医药大学、南京中医药大学、上海中医药大学、福建中医药大学、浙江省中医药研究院、陕西省中医药研究院、河南省中医药研究院、辽宁中医药大学、成都中医药大学及所在省市中医药管理部门精心组织，充分发挥区域间互补协作的优势，并得到承担项目出版工作的中国中医药出版社大力配合，全面推进中医药古籍保护与利用网络体系的构建和人才队伍建设，使一批有志于中医学术传承与古籍整理工作的人才凝聚在一起，研究队伍日益壮大，研究水平不断提高。

本着"抢救、保护、发掘、利用"的理念，该项目重点选择近60年未曾出版的重要古医籍，综合考虑所选古籍的保护价值、学术价值和实用价值。400余种中医药古籍涵盖了医经、基础理论、诊法、伤寒金匮、温病、本草、方书、内科、外科、女科、儿科、伤科、眼科、咽喉口齿、针灸推拿、养生、医案医话医论、医史、临证综合等门类，跨越唐、宋、金元、明以迄清末。全部古籍均按照项目办公室组织完成的行业标准《中医古籍整理规范》及《中医药古籍整理细则》进行整理校注，绝大多数中医药古籍是第一次校注出版，一批孤本、稿本、抄本更是首次整理面世。对一些重要学术问题的研究成果，则集中收录于各书的"校注说明"或"校注后记"中。

"既出书又出人"是本项目追求的目标。近年来，中医药古籍整理工作形势严峻，老一辈逐渐退出，新一代普遍存在整理研究古籍的经验不足、专业思想不坚定等问题，使中医古籍整理面临人才流失严重、青黄不接的局面。通过本项目实施，搭建平台，完善机制，培养队伍，提升能力，经过近5年的建设，锻炼了一批优秀人才，老中青三代齐聚一堂，有效地稳定了研究队伍，为中医药古籍整理工作的开展和中医文化与学术的传承提供必备的知识和人才储备。

本项目的实施与《中国古医籍整理丛书》的出版，对于加强中医药古籍文献研究队伍建设、建立古籍研究平台，提高古籍整理水平均具有积极的推动作用，对弘扬我国优秀传统文化，推进中医药继承创新，进一步发挥中医药服务民众的养生保健与防病治病作用将产生深远影响。

第九届、第十届全国人大常委会副委员长许嘉璐先生，国家卫生计生委副主任、国家中医药管理局局长、中华中医药学会会长王国强先生，我国著名医史文献专家、中国中医科学院马继兴先生在百忙之中为丛书作序，我们深表敬意和感谢。

由于参与校注整理工作的人员较多，水平不一，诸多方面尚未臻完善，希望专家、读者不吝赐教。

国家中医药管理局中医药古籍保护与利用能力建设项目办公室
二〇一四年十二月

许 序

"中医"之名立，迄今不逾百年，所以冠以"中"字者，以别于"洋"与"西"也。慎思之，明辨之，斯名之出，无奈耳，或亦时人不甘泯没而特标其犹在之举也。

前此，祖传医术（今世方称为"学"）绵延数千载，救民无数；华夏屡遭时疫，皆仰之以度困厄。中华民族之未如印第安遭染殖民者所携疾病而族灭者，中医之功也。

医兴则国兴，国强则医强。百年运衰，岂但国土肢解，五千年文明亦不得全，非遭泯灭，即蒙冤扭曲。西方医学以其捷便速效，始则为传教之利器，继则以"科学"之冕畅行于中华。中医虽为内外所夹击，斥之为蒙昧，为伪医，然四亿同胞衣食不保，得获西医之益者甚寡，中医犹为人民之所赖。虽然，中国医学日益陵替，乃不可免，势使之然也。呜呼！覆巢之下安有完卵？

嗣后，国家新生，中医旋即得以重振，与西医并举，探寻结合之路。今也，中华诸多文化，自民俗、礼仪、工艺、戏曲、历史、文学，以至伦理、信仰，皆渐复起，中国医学之兴乃属必然。

迄今中医犹为国家医疗系统之辅，城市尤甚。何哉？盖一则西医赖声、光、电技术而于20世纪发展极速，中医则难见其进。二则国人惊羡西医之"立竿见影"，遂以为其事事胜于中医。然西医已自觉将入绝境：其若干医法正负效应相若，甚或负远逾于正；研究医理者，渐知人乃一整体，心、身非如中世纪所认定为二对立物，且人体亦非宇宙之中心，仅为其一小单位，与宇宙万象万物息息相关。认识至此，其已向中国医学之理念"靠拢"矣，虽彼未必知中国医学何如也。唯其不知中国医理何如，纯由其实践而有所悟，益以证中国之认识人体不为伪，亦不为玄虚。然国人知此趋向者，几人？

国医欲再现宋明清高峰，成国中主流医学，则一须继承，一须创新。继承则必深研原典，激清汰浊，复吸纳西医及我藏、蒙、维、回、苗、彝诸民族医术之精华；创新之道，在于今之科技，既用其器，亦参照其道，反思己之医理，审问之，笃行之，深化之，普及之，于普及中认知人体及环境古今之异，以建成当代国医理论。欲达于斯境，或需百年欤？予恐西医既已醒悟，若加力吸收中医精粹，促中医西医深度结合，形成21世纪之新医学，届时"制高点"将在何方？国人于此转折之机，能不忧虑而奋力乎？

予所谓深研之原典，非指一二习见之书、千古权威之作；就医界整体言之，所传所承自应为医籍之全部。盖后世名医所著，乃其秉诸前人所述，总结终生行医用药经验所得，自当已成今世、后世之要籍。

盛世修典，信然。盖典籍得修，方可言传言承。虽前此50余载已启医籍整理、出版之役，惜旋即中辍。阅20载再兴整理、出版之潮，世所罕见之要籍千余部陆续问世，洋洋大观。

今复有"中医药古籍保护与利用能力建设"之工程，集九省市专家，历经五载，董理出版自唐迄清医籍，都400余种，凡中医之基础医理、伤寒、温病及各科诊治、医案医话、推拿本草，俱涵盖之。

噫！璐既知此，能不胜其悦乎？汇集刻印医籍，自古有之，然孰与今世之盛且精也！自今而后，中国医家及患者，得览斯典，当于前人益敬而畏之矣。中华民族之屡经灾难而益蕃，乃至未来之永续，端赖之也，自今以往岂可不后出转精乎？典籍既蜂出矣，余则有望于来者。

谨序。

第九届、十届全国人大常委会副委员长

许嘉璐

二〇一四年冬

王 序

中医学是中华民族在长期生产生活实践中，在与疾病作斗争中逐步形成并不断丰富发展的医学科学，是中国古代科学的瑰宝，为中华民族的繁衍昌盛作出了巨大贡献，对世界文明进步产生了积极影响。时至今日，中医学作为我国医学的特色和重要医药卫生资源，与西医学相互补充、相互促进、协调发展，共同担负着维护和促进人民健康的任务，已成为我国医药卫生事业的重要特征和显著优势。

中医药古籍在存世的中华古籍中占有相当重要的比重，不仅是中医学术传承数千年最为重要的知识载体，也是中医为中华民族繁衍昌盛发挥重要作用的历史见证。中医药典籍不仅承载着中医的学术经验，而且蕴含着中华民族优秀的思想文化，凝聚着中华民族的聪明智慧，是祖先留给我们的宝贵物质财富和精神财富。加强对中医药古籍的保护与利用，既是中医学发展的需要，也是传承中华文化的迫切要求，更是历史赋予我们的责任。

2010 年，国家中医药管理局启动了中医药古籍保护与利用能力建设项目。这既是传承中医药的重要工程，也是弘扬优秀民族文化的重要举措，不仅能够全面推进中医药的有效继承和创新发展，为维护人民健康做出贡献，也能够彰显中华民族的璀璨文化，为实现中华民族伟大复兴的中国梦作出贡献。

相信这项工作一定能造福当今，嘉惠后世，福泽绵长。

国家卫生与计划生育委员会副主任

国家中医药管理局局长

中华中医药学会会长

王国强

二〇一四年十二月

马 序

新中国成立以来，党和国家高度重视中医药事业发展，重视古籍的保护、整理和研究工作。自1958年始，国务院先后成立了三届古籍整理出版规划小组，分别由齐燕铭、李一氓、匡亚明担任组长，主持制订了《整理和出版古籍十年规划（1962—1972）》《古籍整理出版规划（1982—1990）》《中国古籍整理出版十年规划和"八五"计划（1991—2000）》等，而第三次规划中医药古籍整理即纳入其中。1982年9月，卫生部下发《1982—1990年中医古籍整理出版规划》，1983年1月，中医古籍整理出版办公室正式成立，保证了中医古籍整理出版规划的实施。2002年2月，《国家古籍整理出版"十五"（2001—2005）重点规划》经新闻出版署和全国古籍整理出版规划领导小组批准，颁布实施。其后，又陆续制定了国家古籍整理出版"十一五"和"十二五"重点规划。国家财政多次立项支持中国中医科学院开展针对性中医药古籍抢救保护工作，文化部在中国中医科学院图书馆专门设立全国唯一的行业古籍保护中心，国家先后投入中医药古籍保护专项经费超过3000万元，影印抢救濒危珍、善、孤本中医古籍1640余种，开展了海外中医古籍目录调研和孤本回归工作。2010年，国家财政部、国家中医药管理局安排国家公共卫生专项资金，设立了"中医药古籍保护与利用能力建设项目"，这是继1982～1986年第一批、第二批重要中医药古籍整理之后的又一次大规模古籍整理工程，重点整理新中国成立后未曾出版的重要古籍，目标是形成并普及规范的通行本、传世本。

为保证项目的顺利实施，项目组特别成立了专家组，承担咨询和技术指导，以及古籍出版之前的审定工作。专家组中的许多成员虽逾古稀之年，但老骥伏枥，孜孜不倦，不仅对项目进行宏观指导和质量把关，更重要的是通过古籍整理，以老带新，言传身教，培养一批中医药古籍整理研究的后备人才，促进了中医药古籍保护和研究机构建设，全面提升了我国中医药古籍保护与利用能力。

作为项目组顾问之一，我深感中医药古籍保护、抢救与整理工作的重要性和紧迫性，也深知传承中医药古籍整理经验任重而道远。令人欣慰的是，在项目实施过程中，我看到了老中青三代的紧密衔接，看到了大家的坚持和努力，看到了年轻一代的成长。相信中医药古籍整理工作的将来会越来越好，中医药学的发展会越来越好。

欣喜之余，以是为序。

中国中医科学院研究员

马继兴

二〇一四年十二月

校注说明

《厚生训纂》一书，系明代嘉靖朝士人周臣编撰。周氏，字在山，又字子忠，生卒年无从稽考，史书对其生平记述极简略。

从其为《厚生训纂》所撰写的序言中可知，嘉靖己酉（1549），周臣时为衢州（今浙江衢州市）知府，因病疡不能视事，日坐郡斋，百般聊赖，遂向同僚周潭石借阅《颜氏家训》《袁氏世范》《养生杂纂》《便民图纂》《通书》和《居家必用》等书，读后甚有心得。周氏认为这些书"于民生日用，亦云备矣"，于是就性情、饮食、起居、处己、睦亲、治家等相关主题，择其浅显易懂的条目，附以章名，令吏人抄录，并将抄录文字出示给周潭石阅看。周氏认为这些内容颇具教化价值，遂建议刊刻发行。周臣听后亦颇为赞同，"姑刻之以示衢民，如其礼乐，俟后之君子云"。四十多年后，《厚生训纂》分别被收入明代著名刻书家胡文焕所编的《寿养丛书》《格致丛书》两部丛书中。经胡氏校刊后的《厚生训纂》共有六卷，分育婴、饮食、起居、御情、处己、睦亲、治家、养老、法言九个主题。由于《寿养丛书》《格致丛书》在明代盛行一时，《厚生训纂》亦广为流布，被后世视为明代重要养生著作之一。

关于《厚生训纂》的版本情况，根据《全国中医图书联合目录》《中国中医古籍总目》及其他古籍目录工具书所载，目前存世的版本主要有：明万历二十年（1592）虎林胡氏文会堂校刻本、明万历三十二年（1604）孙成名刻本、明万历三十九年（1611）涵虚阁刻本。又该书尚被《寿养丛书》《格致丛书》收录，故亦见此两套丛书，只是在《厚生训纂》书名前冠以"新刻""新镌"或"新刊"。据笔者调研及相关古籍版本工具书查证，该书目前存世的民国之前版本有以下几种：

1. 明万历二十年（1592）虎林胡氏文会堂校刻本（简称"文会堂本"），中华医学会上海分会图书馆、天津图书馆、中国医科大学图书馆藏。

2. 明万历三十九年（1611）孙成名重刊本（简称"孙氏本"），中国医学科学院图书馆藏。

3. 明万历三十九年（1611）涵虚阁刻本（简称"涵虚阁本"），辽宁中医药大学图书馆藏。

4. 明万历二十年（1592）映旭斋刻《寿养丛书》本（简称"映旭斋本"），中国中医科学院图书馆藏。

5. 明万历二十年（1592）余氏种德堂刻《寿养丛书》本（简称"种德堂本"），中国中医科学院图书馆藏。

6. 清代《寿养丛书》精抄本，中医古籍出版社1988年影印出版。（简称"清抄本"）

以上六个版本中，除清抄本外，其他皆为刻本。因《厚生训纂》原刊本湮灭不见流传，所以明万历二十年（1592）虎林胡氏文会堂校刻本为《厚生训纂》现存最早的刻本，此后《厚生训纂》各种版本在文字内容上均未超出其藩篱。在其之后，孙氏本、涵虚阁本改变原初的六卷体例，虽涵盖的还是九个主题，但对全书体例做出相应调整，并在文字上加以校正，纠正文会堂本存在的一些文字讹误，具有一定价值。

关于本次校注整理的几点说明：

1. 本次校注整理，以虎林胡氏文会堂刻本为底本，以孙氏本、种德堂本、清抄本为校本，他校则以本书所引著作之通行本为校本。

2. 全书采用简化字横排版式，按内容分段，并加现代标点。

3. 凡底本中因写刻致误的明显错别字，径改，不出校记。

4. 底本中的异体字、古字、俗写字，统一以简体字律齐，不出校记。通假字则一律保留，并出校记说明。

5. 书中同一个字多次校改者，在首见处出校记并注明"下同"，余者不出校记。

6. 底本书名原题《新刻厚生训纂》，今改为《厚生训纂》。

7. 底本卷前均有"在山周臣编辑，全庵胡文焕校正"，今一并删去。

《厚生训纂》引

嘉靖己酉，予守衢之八月，以病疡不能视事，日坐郡斋。贰守周公潭石间过予，谭①偶及《颜氏家训》《袁氏世范》《三元延寿》《养生杂纂》《便民图纂》《通书》《居家必用》诸书，亟借读之。呜呼！兹数种者，其于民生日用亦云备矣。顾大繁而言，成文不易了了②，且无所执要。因摘取简易者，自婴至老，凡性情之动，饮食起居之节，推而处己、睦亲、治家之大概，附以断章名，云稍为檃括③，颇铨次④成帙，令吏人抄录，以示潭石，乃潭石固欲加诸梓。予笑曰："此直⑤家庭为童子者设教耳，刻之何居？"潭石曰："不然，王者之政，自老老幼幼始，而居处笑语，日用饮食，诗人歌之，况兹生人所厚，日迁去不识不知，盖逖⑥矣。推是以诒⑦告斯人，俾由之生，生而咸登寿考之域，亦政也，奚不可者？"予曰："有是哉。"姑刻之以示衢民，如其礼乐，俟后之君子云。

知衢州府在山周臣撰

---

① 谭：通"谈"。《庄子·则阳》："彭阳见王果曰：'夫子何不谭我于王？'"

② 了了：清楚貌。

③ 檃（yǐn隐）括：就原有的文章或著作加以剪裁或改写。檃，亦作"隐"；括，亦作"栝"。

④ 诠次：选择和编排。

⑤ 直：仅仅。

⑥ 逖（tì替）：深远意。

⑦ 诒（yí遗）：留传意。

目 录

卷　一

育婴 附产忌

凡受胎三月，禀气未定，逐物变化。故妊娠者，欲观犀象，鸾凤珠玉，钟鼓俎豆①，军旅陈设之类。欲闻贤人君子盛德，大师嘉言善行。焚烧名香，诵读诗书，居处简静，调心神，和性情，谨嗜欲，节饮食，慎起居，庶事清净，则生子端正寿考，忠孝仁义，聪慧无疾。盖文王胎教也。

凡妊娠临月②，预备好甘草如中指许一节，擘碎，用水一蚬壳，以绢蘸，令儿吮之，若吐出恶汁为佳。次用好朱砂如大豆许，细研，水飞过，炼蜜和朱砂成膏，旋抹小儿口中，镇心安神，免痘疮之患。

凡小儿初生，急以绵裹指，拭尽口中恶血。若不急拭，啼声一出，即入腹成百病矣，亦未可与乳，且先与擘破黄连浸汤，取浓汁，调朱砂细末，抹儿口中，打尽腹中旧屎，方可与乳。又看舌下，重舌有膜如石榴子，若啼声不出，速以指抓，或针微刺舌线，有血出即活，取桑汁调蒲黄涂之，若血出多者，烧发用猪脂涂之。

凡断脐，不可用刀，须隔衣咬断，兼以热气呵七遍，

---

① 俎豆：古代祭祀、宴飨时盛置食物的两种礼器，后泛指祭祀、奉祀。
② 临月：谓怀孕足月。

然后缠结所留脐带，令至儿足上。若短则中寒，或成内吊。若先断脐而后浴，则水入脐中，后必有患。其脐断讫，脐中多有虫，宜急去之。断脐后，用软绵缚之，宜紧，免脐风也。凡解脐须闭户下帐，冬间令火温。若脐不干，烧帛末敷之。

初生之儿，全在乳哺得法。乳者，奶也。哺者，食也。乳后不得与哺，哺后不得与乳。盖小儿脾胃怯弱，乳食相并，难以克化，始则成呕，小则成积，大则成癖，疳气自此始也。

凡乳儿不可过饱，满而必溢，则成呕吐。乳或来猛，当取出，少挼①后再乳。凡乳时，须常捏去宿乳，然后乳之。

儿若卧乳，当以臂枕之，令乳与头平，令乳②不噎。母欲睡，即夺其乳，睡着不知饥饱，即成呕吐。

儿啼未定，气息未调，乳母遽以乳饮之，致不得下，停滞胸膈而成呕吐。

初生小儿，慎不宜针，针反为害也。

婴儿乳母须每三时摸儿顶后风池，若壮热，即须熨之，使微汗即愈。

凡小儿莫抱于檐下澡洗，当风解衣。及神物之前，驴马之畔，各房异户之亲，诸色秽恶异物，并不得触犯，切

---

① 挼（ruó 柔）：搓揉。
② 乳：孙氏本作"儿"，义胜。

宜忌之。

凡儿春夏间有疾，不可乱用动下之药，使下焦虚，上焦热，变成大病。

小儿缺乳，吃物太早，母喜嚼食喂之，致生疳积①，赢瘦腹大，发竖痿黄。

凡小儿匍匐以后，逢物便吃，父母喜之，或饮食而以口物饲之。此非爱惜，乃成害一端。食癖疳积，腹痛面黄，腹大颈细，皆由于此。

凡小儿皆阳气有余，阴气不足，故多患惊风痰热之疾。若父母恣其食肉及诸厚味，必助火益阳，消竭阴气，鲜不为患。其有痘方出而发紫泡以死者，何哉？正以厚味积热，触其相火故耳，切宜戒之。

凡小儿始生，肌肤未成，不可衣新绵过暖，当以故絮衣之。况筋骨痿弱，宜时见风日，则血凝气刚，肌肉牢密耐风寒，不致疾病。若藏在帏帐中，重衣温暖，不见风日，则其肌肤脆软，便易中伤矣。

凡婴儿三五月，必待人襁褓，贵顺适其宜。如春夏乃万物生长之时，宜时时放令地卧。如秋冬万物收藏之时，宜就温和之处，使不逆岁气，然后血宁气刚，百病无由而入。

小儿睡，忌母鼻中吹风及囟门处，成疯疾。交合之

卷一

三

---

① 积：原作"疾"，据孙氏本及下文例改。疳积，中医病名，患者多为小儿，与哺乳不当、饮食失节等因素有关。

间，儿卧于侧，或惊哭，便不可乳儿。

小儿不宜令指月。

母泪不可滴入儿眼中。儿未能行，母更①有娠，儿犹食乳，必黄瘦骨立，发热发落。

小儿食鸡鸭卵、鱼子之类，长而多忌②；食鲟鱼，结癥瘕、咳嗽；食鸡肉，生蛔虫；食王瓜，生疳虫；粟子饲之，生齿迟，肾气弱；黍米饭并蕨食之，脚无力；食荞麦，发落；羊肝同椒食，损儿；幼女食鱼鲀则拙。

吃热莫吃冷，吃软莫吃硬，吃少莫吃多。

婴儿之流，天真未剖，禁忌饮食又无所犯，至有夭折者，此父母之过也。为父母者，或阳盛阴亏，或阴盛阳亏，或七情郁于内，或六淫袭于外，或母因胎寒而饵暖药，或父因阴痿而饵丹药，或产③元既充，淫欲未已，如花伤蒂，结子不实。既产之后，禀赋怯弱，调养又失其宜，骄惜太过。睡思既浓，尚令咀嚼，火阁既暖，犹厚衾重覆，抚背拍衣，风从内作，指物为虫，惊因戏谑，危坐放手，欲令喜笑，肋胁指龁，雷鸣击鼓，且与掩耳，眠卧过时，不令早起，饮食饱饫④，不与戒止，睡卧当风，恐赫神鬼。此等不一，父母因是而鉴之，则后嗣流芳而同

四

---

① 更：孙氏本作"便"。

② 忌：孙氏本作"忘"。

③ 产：《三元参赞延寿书》作"胎"，当是。胎元，母体中培养胎儿的元气。

④ 饫（yù 遇）：饱食。

寿矣。

　　婴孩于其始有知，不可不使知尊卑长幼之礼。若侮詈父母，殴击兄姊，父母不加诃①禁，反笑而奖之。彼既未辨好恶，谓礼当然。及其既长，性习已成，乃怒而禁之，不可复制。于是父母疾其子，子怨其父母，残忍悖逆，无所不至。盖父母无深识远虑，不能防微杜渐，溺于小慈，遂养成其恶，至如此也。

　　教子斋：一曰学礼。凡为人要识道理，识礼数。在家庭事父母，入书院事先生，并教恭敬顺从，遵依教诲，与之言则应，教之事则行，毋得怠慢，自任己意。二曰学坐。凡坐要定身端坐，齐脚敛手，毋得伏盘靠背，偃仰倾侧。三曰学行。凡行要笼袖徐行，毋得掉背②跳足。四曰学立。凡立要拱手正身，毋得跂倚敧斜。五曰学言。凡言语要朴实，语事毋得妄诞，低细出声，毋得叫唤。六曰学揖。凡作揖要低头屈腰，出声收手，毋得轻率慢易。七曰学诵。凡读诵，专心看字，断句谩③读，须要分明，不可一字放过，毋得目视东西，手弄他物。八曰学书。凡写字专志把笔，字要整齐圆净，毋得轻易湖涂。

　　《产书》云：一月足厥阴肝养血，不可纵怒，疲极筋力，冒触邪风。二月足少阳胆合于肝，不可惊动。三月手

---

①　诃（hē）：《说文·言部》："诃，大言而怒也。"
②　背：孙氏本作"臂"，义胜。
③　谩：通"漫"。《庄子·天道》："李聃中其说。曰：'谩，愿闻其要。'"

心主右肾养精，不可纵欲悲哀，触冒寒冷。四月手少阳三焦合肾，不可劳逸。五月足太阴脾养肉，不可妄思饥饱，触冒卑湿。六月足阳明胃合脾，不可杂食。七月手太阴肺养皮毛，不可忧郁叫呼。八月手阳明大肠合肝以养气，勿食燥物。九月足小阴肾养骨，不可怀恐房劳，触冒生冷。十月足太阳膀胱合肾，以太阳为诸阳主气，使儿脉缕皆成，六腑调畅，与母分离，神气各全，候时而生。不言心者，以心为五脏之主故也。

凡妇人妊娠，切忌饮酒叫怒，恐产时心神昏乱。凡妇人妊娠之后以至临月，脏腑壅塞，关节不利，切须时时行步，不宜食黏硬之物，不可多饮酒，不可乱服药，亦不可妄针灸，须宽心减思虑，不得负重涉险，防诸不测。如此爱护，方保临产无虞。仍不欲见丑恶之物，食当避异味，不然有损无益。凡妊六七月后，须常服益母丸。凡遇临产时，少见不顺当①，服柞枝汤一二服，能使横者直而逆者顺。方用柞枝四两，甘草五钱，好酒三碗，煎去半，频服之，即效。服至二服，永保无虞。

鸡肉与糯米同食，令子生寸白虫；食羊肝，令子多厄；食山羊肉，令子多病；鲤鱼与鸡子同食，令子成疳多疮；食犬肉，令子无声音；食茨菰，能消胎气；食麋脂及梅、李，令子青盲；食兔肉，令子唇缺。食子姜，令子多

---

① 顺当：顺利。

指生疮；鳝鱼、田鸡同食，令子瘖哑；鸭子与桑椹同食，令子倒生心寒；食鳖，令子项短及损胎；食螃蟹，令子横生；食雀脑，令子雀目；食雀肉饮酒，令子无耻多淫；雀肉、豆酱同食，令子面生黑痣点斑；豆酱与藿同食，堕胎；食水浆，绝产；食浆水粥，令子肌瘦不成人；食骡驴马肉过月，难产。

妊妇不可沐头，沐之，则横生逆产。

欲分娩者，先取酽醋涂口鼻，仍置醋于傍，使闻其气，兼细细饮之，此为上法。如昏晕，即以醋喷面，苏来，即饮醋以解之。

凡生产毕，不可因男女辄喜怒，不得便卧，且宜闭目而坐，须臾方可扶上床，宜盘膝而坐，未可伸足。高倚床头时，令人以手从心揎至脐下，使恶露不滞，如此三日方止。不可令多卧，多卧频要唤醒①。或烧干漆器并醋气蒸熏口鼻，以防血逆、血迷、血晕之患。夏月仍于房门外烧砖，以醋沃之，置于房中。房中不得放火以煮粥煎药。

或有临产母肠先出者，甚可惊恐，即以盆盛温水浸其肠，入香油一盏，令②母仰卧，以言语安慰其心，却用好米醋半盏，和新汲水七分，搅均，忽噀于产母面，或背微以手拊之，则肠渐收，儿即产矣。

分娩后须臾，食白粥一味，勿太饱，频频少与之，仍

---

① 肾养骨……要唤醒：原脱，据孙氏本、清抄本补。
② 令：孙氏本作"产"。

时与童便一盏，温饮之。

难产不得与酒，产母脏腑方虚，热酒入腹，必致昏闷。七日后方进些酒，可以辟风邪、养血气、下恶气、行脉气也。

未满月，不宜多语笑惊恐，忧惶哭泣，思虑恚怒，强起离床，行动久坐，或作针线用力，恣食生冷、黏硬、肥腻之物，及不避风寒，脱衣洗浴，或冷水洗灌。当时虽未觉大损，后即成蓐劳①。

满月之后，尤忌任意饮食，触冒风寒，恣意喜怒，梳头用力，高声作劳，尤忌房欲之类，若不依此，必成大患。

产后忌食热药、热面，且不可见狐臭人。

未满月，饮冷水，与血相聚，令腹胀痛。若恶露未止而食酸咸之物，遍体无血色，腹痛发寒热。

多则志苦。岐伯曰：病生于脉。形乐则外实，志苦则内虚，故病生于脉。所养既与贫下异，忧乐思虑不同，当各逐其人而治之②。

---

① 蓐劳：中医学病名。因产后气血虚弱，调养失宜，感受病邪而致阴虚成劳的疾病。

② 多则志苦……而治之：此四十七字孙氏本、种德堂本、清抄本均无，疑衍。

卷　二

饮食_{附诸忌}

夫人赖水谷之气以养神，水谷尽而神去。安谷则昌，绝谷则亡，水去则营散，谷消则卫亡，营散卫亡，神无所依，故死。凡食所以养阳气也，凡饮所以养阴气也，而生血生气皆本于此。故六畜、果菜、酒浆之类，善养生者，取其益人者食之饮之。尤必先渴而饮，饮不过多，多则损气，渴则伤血；先饥而食，食不过饱，饱则伤气，饥则伤胃。仍戒粗与速，恐损气伤心，非福也。

减五味浓厚食，以免伤其精；省煎煿①焦燥物，以免伤其血。

清晨食白粥，能畅胃气，生津液。

空心茶、卯时酒、申后饭，宜少。

饮茶者，宜热宜少，不饮尤佳。久饮去人脂，下焦虚冷，饥则尤不宜，令不眠。惟饱食后，一二盏不妨。最忌点盐空心饮。

食后以浓茶漱口，齿不败。

饮不欲杂，杂之则或有所犯，当时或不觉，积久令人作疾。

---

① 煿（bó 博）：煎炒或烤干食物。

浆水①，味甘酸，微温无毒，大益人，为人常用，故不齿②其功，然日不可缺也。

酒饮之，体软神昏，是其有毒也。不可过多，过多而恒饮，则损肠烂胃，溃髓蒸筋，伤神伤寿。

酒浆照人无影，不可饮。

酒后食芥辣物，多则缓人筋骨。

凡中药毒及一切毒从酒得者，难治。醋，多食，损人骨，损人胃，损人颜色。

美食须熟嚼，生食不粗吞。食物以象牙、金、银、铜为匙，或鱼鲥③为器，皆可试毒。

热食伤骨，冷食伤肺。热无灼唇，冷无冰齿。

食后，以小纸捻④打喷嚏数次使气通，则目自明，痰自化。

每食毕，即呵出口中毒气，则永无患失。

百味未成熟勿食，五味太多勿食，腐败闭气之物勿食。

春宜减省酸味，增添甘味；夏宜减省苦味，增添辛味；秋宜减省辛味，增添酸味；冬宜减省咸味，增添苦

---

① 浆水：一种饮料，似米酒而味酸，又名酸浆。《本草纲目·水·浆水》："浆，酢也。炊粟米热，投冷水中，浸五六日，味酢，生白花，色类浆，故名。"

② 齿：提及。

③ 鱼鲥（shěn 沈）：鱼脑骨。

④ 捻（niǎn 碾）：用纸或线搓成的条状物。

味。青色属肝合筋，其荣爪，故肝宜酸，多食则令人阴闭；赤色属心合脉，其荣色，故心宜苦，多食令人变呕；黄色属脾合肉，其荣唇，故脾宜甘，多食令人缓满；白色属肺合皮，其荣毛，故肺宜辛，多食令人洞心；黑色属肾合骨，其荣发，故肾宜咸，多食令人渴。酸多伤皮肉，皱而唇揭；咸多伤心，血凝注而色变；甘多伤肾，骨痛而齿落；苦多伤肺，皮槁而毛落；辛多伤肝，筋急而爪枯。孙真人曰：食五味不可偏胜，否则五脏不平，百病蜂起。

夫人之所慎，切忌饮食便卧及终日久坐。食欲频而少，不欲频而多，只宜饱中饥，不宜饥中饱。且鱼鲙、生肉，尤宜忌之。

粳米过熟则佳，仓^①耳同食卒心痛，马肉同食发痼疾。

糯米，妊娠与杂肉食之，子生寸白虫，久食身软，发风动气。

秫米，似黍而小，亦可造酒，动风，不可常食。

黍米，发宿疾，小儿食，不能行。五种粟米合葵食之，成痼疾。

饴糖，进食健胃，动脾风。

食粟米后食杏仁，吐泻。

稷^②米，穄^③也，发三十六种疾，不可同川附子服。陈

卷二

一一

---

① 仓：通"苍"。《礼记·月令》："天子居青阳大庙，乘鸾路，驾仓龙。"
② 稷：中国古老的一种食用作物，黍的一个变种，一般常指秆上无毛，散穗，子实不黏或黏性不及黍者为稷。
③ 穄（jì祭）：糜子，即黍之不黏者。

廪粟米、粳米皆冷，频食之，自利。

麦占四时，秋种夏收。北方多霜雪，麦无毒；南方少雪，麦有毒。

大麦久食，多力健行，头发不白，宜人。

麦蘖，久食消肾，少用健胃宽中。

荞麦，多食动风头眩，和猪肉食，脱眉发。

白扁豆，久食头不白。

绿豆，治病则皮不可去，去皮壅气，柞①枕明目。

赤小豆，行小便，久食虚人，能逐津液。

青小豆、赤白豆合鱼鲊②食之，成消渴。

服大豆末者，忌猪肉炒豆。与一岁以上十岁以下小儿食之，即啖猪肉，久当壅气死。

酱，当以豆为之，今以麦为之，杀药力。

芝麻乘熟，压出生油，止可点灯，再煎炼成，方为熟油可食。

黑芝麻炒食，不生风疾。风人食之，则步履端正，语言不謇③。

胡麻，服之不老，耐风，补衰老。九蒸九曝为末，以枣丸服之，治白发还黑。

葵同鲤鱼食之，害人。食生葵，发一切宿疾，百药忌

---

① 柞：孙氏本作"作"，义胜。

② 鱼鲊：糟鱼、腌鱼。

③ 謇（jiǎn 简）：口吃状。

食之。

生葱与蜜同食，下痢腹痛。食烧葱啖蜜，壅气死。杂鸡雉、白犬肉食之，九窍出血，大抵功在发汗，多食则昏人神。

韭，病人可食。多食神昏①暗目，酒后尤忌，不可与蜜同食。未出土为韭黄，滞气动风，共牛肉食成瘕。

薤肥健人，生食引涕唾，与牛肉同食成瘕。

大蒜久食，伤肝损目，弱阳。多食蒜行房，伤肝气，面无光。

胡荽久食，令人多忘，根发痼病。

芥多食，动风发气，与兔肉同食成恶病。

荠菜与麦同食，发病。

苋多食，动气烦闷。共鳖及蕨食，生瘕。

鹿角菜，久食发病，损经络，少颜色。

菠菜多食，冷大小肠，久食脚软腰痛。

蓴菜②，性滑发痔。芹，生高田者宜食，赤色者害人，和醋食之，损齿。苦荬③，夏月食之益心，蚕妇忌食。

莴苣久食，昏人目。

卷二

一三

---

① 神昏：孙氏本作"昏神"。
② 蓴（pò 破）菜：莼菜。
③ 苦荬（mǎi 买）：植物名。清·吴其濬《植物名实图考长编》载有"苦荬""苣荬"数种。嫩茎、叶可食。

菾莐①多食，动气。

蕨久食，脚弱无力，弱阳，眼昏多睡，鼻塞发落，生食成蛇瘕。

茄，至冷，多食发疮动气，秋后食之损目。

冬瓜多食，阴湿生疮，发黄胆，九月勿食。老人中其毒，至秋为疟痢。

一切瓜苦者有毒，两鼻两蒂者害人。

瓠子冷气，人食之病甚。

葫芦多食，令人吐。

紫菜，多食腹痛，饮少热醋解。

茭白不可同生菜食，不可杂蜜食，发痼疾，伤阳气。

苦笋，主不睡，去面目并舌热黄，消渴明目，解热毒，健人，多食动气。

菌，地生为菌，木生为檽，为木耳，为蕈。新蕈有毛者，下无纹者，夜有光者，煮不熟者，欲烂无虫者，煮讫照人无影者，春夏有虫蛇经过者，皆杀人。误食枫树菌者，往往笑不止而死。须掘地为坎，投水搅取清者，饮之。

木菌，楮、榆、柳、桑五木之耳可食。如前所云者，皆杀人。又赤色仰而不覆者及生田野中者，皆毒。

---

① 菾莐：又名"牛皮菜""甜菜"。明·朱橚《救荒本草》卷八："不可多食，动气破腹。"

甘露子，不可多食，生寸白虫。与诸鱼同食，翻胃①。

茱萸，六、七月食之，伤神气。

茼蒿，多食气满。

莳萝根，曾有食者，杀人。蔓青，菜中之最益人者，常食，通中益气，令人肥健。多种鸡头、芋妳可以代食，山药、凫茨②可以充饥。

芋，冬月食，不发病。薯蓣颇胜竽③，小者名山药，佳。

萝卜力弱，人不宜多食，生者渗人血。

姜，九月九日勿食，伤人损寿。

谚云：上床萝卜下床姜。盖夜食萝卜则消酒食，清晨食姜能开胃。

食莲子，宜蒸熟去心，生则胀腹，不去心则令人呕。

藕久服，轻身耐老，止热破血。

食生藕，除烦渴，解酒毒。若蒸熟之，甚补五脏，实下焦。与蜜同食，令腹脏肥，不生诸虫。

菱多食，冷脏伤脾。

茨菰动宿，冷气腹胀，小儿食之，脐下痛。

芡生食，动风冷气，损脾难消，熟能益精。

---

① 翻胃：谓之反胃。
② 凫茨：即荸荠。《本草纲目·果六·乌芋》释义："乌芋，其根如芋而色乌也。凫喜食之，故《尔雅》名凫茈，后遂讹为凫茨，又讹为荸荠。盖切韵凫、荸同一字母，音相近也。"
③ 竽：疑作"芋"。

生枣，多食动脏腑，损脾；与蜜同食，损五脏。

梅子，坏齿及筋。

樱桃，多食发暗风，伤筋骨。小儿多食，作热。

橘、柚，酸者聚痰，甜者润肺，不可多食。

橙子皮，多食伤肝，与槟榔同食，头旋恶心。

杨梅，多食发热损齿。

杏，多食伤筋骨。

杏仁，久服目盲，眉发须落，动宿疾。双仁者，杀人。研细，可治犬伤。

桃，损胃，多食有热。

桃、杏花，本五出而六出者，又双仁能杀人者，失常也。

李，发疟，食多令虚热。和白蜜食，伤人五内，不可临水上啖之及与雀肉同食。

李，不沉水者，有毒。

梨，治心热，生不益人，多食寒中，产妇、金疮人勿食，令萎困。其性益齿而损脾胃，正二月勿食，佳。

有人家生一梨大如斗，送之朝贵，食者皆死。考之树下有一大蛇，毒在于此，可见凡物异常者，皆不可食也。

石榴，多食损肺及齿。

栗，生食治腰脚，熟即发气，宜暴干蒸炒食，多则气壅，患风气人不宜食。

生栗，可于灰火中煨，令汗出，杀其木气。小儿食生者多难化，熟者多滞气。

柿，干者性冷，生者弥冷，食多腹痛。

白果①，生②引疳解酒，熟食益人，不可多食。

胡桃，多食利小便，动风动痰，脱人眉。同酒肉，多咯血。齿齼并酸伤齿者，食之即已。

枇杷，多食发痰热。

榧子，多食能消谷，助筋骨，行营卫，明目轻身，治咳嗽，过多滑肠。

榛，益气力，宽肠胃。

一切果核双仁者，害人。

甜瓜，多食动痼疾，发虚热。

西瓜，甚解暑毒。

甜瓜沉水者杀人，双蒂者亦然。

生果停久有损处者，不可食。

甘蔗，多食衄血。

砂糖，多食心痛，鲫同食成疳，葵同食生流癖，笋同食成食瘕，小儿亦不宜食。

猪肉之用最多，然不宜久食，食之暴肥致风，白蹄③青爪者不可食。猪肾理肾气，多食肾虚，久食少子。猪心、猪肝不可多食。猪肉共羊肝食之，心闷。猪脑损阳，

---

① 白果：银杏的果实。《本草纲目·果二·银杏》："原生江南，叶似鸭掌，因名鸭脚。宋初始入贡，改称银杏，因其形似小杏而核白色也。今名白果。"

② 生：据下文例，"生"字下疑脱"食"。

③ 蹄：原作"蒂"，据孙氏本改。

临房不举。嘴动风，尤毒。

羊肉和鲊食，伤人心脑，食之损精少子，六月勿食之。羊心有孔者，食之杀人。羊肝有窍，羊有独角头黑者，皆不可食。

猪、羊血，不可多食。

黄牛大补脾，黑牛白头并独肝者不可食。

凡盛热时卒死者，尤杀人。牛五脏各补人五脏，牛乳不可与醋同食。

马生角及白马黑头、白马青蹄者，皆不可食。马自死者害人，不与陈仓米同食，卒得恶症，十死其九。马汗气及毛，偶入食中，害人。凡有马汗阴疮者，近之必杀人。

骡肉动风，脂肥尤甚，食之者慎不可饮酒，致疾杀人。

白犬虎文，黑犬白耳，畜之家富贵，犬纯白者主凶。犬斑青者，识盗贼则吠之。春末夏初，犬多发狂，当戒，人持杖预防之①。

鹿肉、獐肉，五月勿食之，豹文者杀人，鹿茸内有小虫不可以鼻嗅虫，入鼻则药力不及。鹿肉，瘘人阴，饵药②人食之无效，以其食解毒之草故也。

獐肉，八月至于十一月食之，胜羊肉，余月动气。

---

① 人持杖预防之：孙氏本作"此原非正味须戒之"。
② 饵药：服药。

麂肉动痼疾，以其食蛇也。

麋脂近男子阴，冷瘘骨，可煮汁酿酒饮之，令人美颜色。

猫肉，补阴血，能治瘰疬、瘫疾、瘰疬。杨梅、毒疮久不收口者，皆宜食。

兔，八月、十一月可食，多食损阳。兔死而眼合者，食之害人。兔只眼者不可食。

獭肉，伤阳。

熊脂，近阴不起。

大抵禽肝青者，兽赤足者，有歧尾者，肉堕地不黏尘者，煮熟不敛水者，煮而不熟者，生而敛者，禽兽自死无伤处者，犬悬蹄肉中有星如米者，羊脯三月以后有虫如马尾者，米瓮中肉脯久藏者，皆杀人。

鸡，黄者宜老人，乌者产妇宜之。具五色，食之必旺。六指玄鸡，白头或四距①，及野禽生子有八字文者，及死不伸足、口目不闭者，俱不可食。乌鸡合鲤鱼食，生痈疽。鸡子不宜多食。老鸡头有毒，杀人。线鸡②善啼，肉毒；山鸡，养之禳火灾。

雉，损多益少，久食瘦人。

黑鸭，滑中发痢，脚气人不可多食。白者，六月忌食。白鸭补虚，目白者杀人。鸭卵多食发疾，不合蒜及李子、鳖肉食。老鸭善，嫩鸭毒。

---

① 距：雄鸡、雉等距后面突出像脚趾的部分。
② 线鸡：阉鸡。

野鸭，九月以后即中食，不动气。身上热疮久不好者，但多食即瘥。

白鹅，多食发酒①疾。苍鹅发疮浓②，卵不可食多。

鹌鹑，四月以后八月以前不堪食。《本草》云：虾蟆化也。鹑，患痢人可食之，良。与猪肝同食，面生黑子；与菌同食，发痔疾。

凡雀不可合杂生肝食，合酱食，妊妇所忌。雀粪和干姜末，蜜丸服之，肥白。

鹁鸽益人，有病者食之，减药力。

鲤鱼，发风热，五月五日勿食。

鳜鱼有十二骨，每月一骨毒杀人，取橄榄核末，流水调服则愈。

白鱼发脓，有疮疖人勿食。

鲫鱼，春不食其头，中有虫也，子与麦门冬食，杀人。

青鱼及鲊，服术者忌之。

鲥鱼发疳痼疾。

鲂鱼，患疳痢者禁之。

鲟鱼，发诸药毒。

鲊不益人，小儿食之成瘕；合笋食之，瘫痪。

鲈鱼，多食令人发痃③癖。

---

① 酒：孙氏本作"痼"。
② 浓：疑作"脓"。
③ 痃：中医古病名，指腹中痞块。

河豚鱼有毒，浸血不尽，有些赤斑眼者及修治不如法，杀人。肝有大毒，中其毒者，橄榄汁或芦根汁解之。

鳝鱼，多食成霍乱。

乌鱼、黑鳢、水厌，不宜食。

鳗鲡鱼治劳。

夏月以干鳗鱼室中烧之，蚊虫即化为水，置其骨于衣箱及毡物中，断白鱼①蛀虫。

一切鱼忌荆芥，食犯必至杀人。

凡鱼目能开闭者及两目不同，无腮无胆连鳞者，无鳞者及白目、白背、黑点、赤鳞有角者，头有白色如连珠至脊上者，皆不可食。

鳖不可食目大者、赤足者、腹下生王字形者、三足者、独目者、目白者、腹有蛇蟠纹者，并害人。夏月每有蛇化，切不可食，腹下有蛇纹者，蛇也。

蟹，极动风，有风疾人不可食。蟹背上有星点者，脚生不全者，独螯者，独目者，两目相向者，足斑目赤者，腹有毛者，并杀人。

虾，发风动气，无须者及腹中黑煮而色白，不可食。

螺，大寒，疗热醒酒。

蚌，冷，无毒。

蚶，利五脏，健脾。

---

① 白鱼：衣服、书籍中的一种蛀虫，亦称"蠹鱼"。

淡菜即壳菜也，多食烦闷。

蚬，多食发嗽消肾。

蛏，天行病后不可食，饭后食之，佳。

凡肉汁藏器中，气不泄者有毒。以铜器盖之，汗滴入者亦有毒。

铜器内盛水，过夜不可饮。

陶瓶内插花宿水及养腊梅花水，饮之能杀人。

饮食于露天，飞丝堕其中，食之咽喉生泡。

穿屋漏水，杂诸脯中，食之生癥瘕。

暑月磁器如日晒大热者，不可便盛饮食。

盛蜜瓶作鲊①，鲊瓶盛蜜，俱不可食。

肉经宿并熟鸡过夜，不再煮，不可食。祭神肉自动及祭酒自耗者，皆不可食。

诸禽兽脑，滑精，不可食。以上饮食所宜所忌

食豆腐中毒，以萝卜汤下药可愈。

中蕈毒，连服地浆水②解之。

诸菜毒，甘草、贝母、胡粉等分为末调服，及小儿溺。

野芋毒，饮土浆水解之。

瓜毒，瓜皮汤或盐汤解之。

柑毒，柑皮汤或盐汤解之。

---

① 鲊（zhǎ 眨）：经过加工的鱼类食品，如腌鱼、糟鱼之类。

② 地浆水：黄泥浆水，古人多用此来解毒。《本草纲目·水二·地浆》："此掘黄土地作坎，深三尺，以新汲水沃入搅浊，少顷取清用之，故曰地浆，亦曰土浆。"

诸果毒，烧猪骨为末，水调服。

误食闭口花椒，饮醋解之。误食桐油，热酒解之，干柿及甘草亦可。

食鸡子毒，醇醋解之。

凡中鱼毒，煎橘皮汤，或黑豆汁，或大黄、芦根、朴硝汁，皆可解之。

中蟹毒，煎紫苏汤一二盏，或冬瓜汁、生藕汁解之。

中诸肉毒，壁土调水一钱服之。又方：烧白扁豆末可解。

食猪肉过伤者，烧其骨，水调服，或芫荽汁、生韭汁解之。

饮酒毒，大黑豆一升煮汁二升，服立吐，即愈。又方：生螺蛳①、荜澄茄②并解之。

凡诸般毒，以香油灌之，令吐即解。凡饮食后，心烦闷，不知中何毒者，急煎苦参汁饮之，令吐。又方：煮犀角汤饮之，或以好酒，或以苦酒饮之。以上疗饮食之毒

凡肝病，宜食小豆、犬肉、李、韭；心病，宜食麦、羊肉、杏、薤；脾病，宜食粳米、牛肉、枣、葵；肺病，宜食黄黍米、鸡肉、桃、葱；肾病，宜食大豆、豕肉、

① 螺蛳：淡水螺的通称。《本草纲目·介二·蜗蠃》："螺蛳。师，众多也。其形似蜗牛，其类众多，故有二名……醒酒解热，利大小便，消黄疸水肿，治反胃痢疾，脱肛痔漏。"

② 荜澄茄：《本草纲目·果四·荜澄茄》："海南诸番皆有之。蔓生，春开白花，夏结黑实，与胡椒一类二种，正如大腹之与槟榔相近耳。"

粟霍。

有风病者勿食胡桃，有暗风者勿食樱桃，食之立发。

时行病①后，勿食鱼鲙及蜓与鳝，又不宜食鲤鱼，再发必死。

时气病后百日之内，忌食猪、羊肉，并肠、血、肥鱼、油腻、干鱼，犯者必大下痢，不可复救。又②禁食面及胡蒜、韭薤、生菜、虾等，食此多致伤发则难治，又令他年频发。

患疟者勿食羊肉，恐发热致死。

病眼者，禁冷水冷物挹眼，不忌则作病。

牙齿有病者，勿食枣。

患心痛、心恙者，食獐心及肝，则迷乱无心绪。

患脚气者食甜瓜，其疾永不除，兼不可食鲫鱼及瓠子。

黄疸病，忌面、肉、醋、鱼、蒜、韭热物，犯者即死。

患咯血、吐血者，忌面、酒、煎煿、腌藏、海味、硬冷难化之物。其鼻衄、齿衄诸血病，皆放③此。

有痼疾者，勿食麋与雉肉。

患疖者不可食姜，忌鸡肉。

---

① 时行病：时令病，亦称时气病。
② 又：原作"尺"，据文义改。
③ 放：疑作"仿"。

癫者不可食鲤鱼，瘦弱者不可食生枣。

病瘥者不可食薄荷，食之令人虚汗不止。

伤寒得汗后，不可饮酒。

久病者，食李子加重。

产后忌生冷物，惟以藕不为生冷，为其能破血也。以上疾病所忌

诸忌

服茯苓，忌醋。

服黄连、桔梗，忌猪肉。

服细辛、远志，忌生菜。

服水银、朱砂，忌牲肉。

服常山，忌生葱、生菜并醋。

服天门冬，忌鲤鱼。

服甘草，忌菘菜、海藻。

服半夏、菖蒲，忌饴糖、羊肉。

服术，忌桃、李、雀肉、胡荽、蒜、鲊。

服杏仁，忌粟米。

服干姜，忌兔肉、麦门冬皮、鲫鱼。

服牡丹皮，忌胡荽。

服商陆，忌犬肉。

服地黄、何首乌，忌萝卜。

服巴豆，忌芦笋、野猪肉。

服乌头，忌豉汁。

服鳖甲，忌苋菜。

服藜芦，忌狸肉。

服丹药、空青、朱砂，不可食蛤蜊并猪、羊血及绿豆粉。

凡服药，皆忌食胡荽、蒜、生菜、肥猪、犬肉、油腻、鱼鲙、腥臊、生冷、酸臭、陈滑之物。以上服药所忌

四季用黑豆五升，净洗后蒸三遍，熬干，去皮。又用大火麻子三升，汤浸一宿，漉出熬干，胶水拌熬，去皮淘净，蒸三遍，碓捣。次下豆黄，共为细末。用糯米粥，合和成团如拳大。入甑蒸，从夜子住火，至寅取出，于磁器内盛盖，不令风干。每服一二块，但饱为度，不得食一切物。第一顿七日不食，第二顿七七日不食，第三顿三百日不食，容貌佳胜，更不憔悴。渴即研大麻子浆饮，更滋润脏腑。若要重吃物，用葵子三合杵碎，煎汤饮，开导胃脘，以待冲和无损。

又方：缩砂、贯众、白芷、茯苓、藿香、甘草为细末，煮豆熟，以药末拌却就锅，以黄蜡一两，薄切，掺在豆上令均，取豆焦干为度，以数粒通松钗中节食之，令人不饥。

又方：蜜二斤，白面六斤，小黄米五升炒，香油二斤，白茯苓四两，芝麻一升去皮，甘草四两为细末，拌匀，和捏成块。甑内蒸熟，阴干为末。每服一匙，新水调下。其面于青布袋盛之，可留十年。

又方：生服松柏叶。茯苓、骨碎补、杏仁、甘草捣罗为末，取生叶蘸水滚药末同服，香美。

又方：天门冬二斤，熟地黄一斤，共为末。炼蜜为丸，如弹子大，每服三丸，温酒下，无酒，汤亦可，日进三服。若遇山居之日，辟谷不饥。以上救荒所备

卷 三

起居^{附诸忌}

春三月，此谓发陈，夜卧早起，广步于庭，披发缓行，以使志生，生而勿杀。夏三月，此谓蕃秀，夜卧早起，使志无怒，使气得泄。秋三月，此谓容平，早卧早起，使志安宁。冬三月，此谓闭藏，水冰地坼①，无扰乎阳，早卧晚起，必待日光，去寒就温，毋泄皮肤。

春冰未泮②，衣欲上厚下薄。

春天不可薄衣，伤寒。

夏之一季，是人休息之时，心旺肾衰，液化为水，至秋而凝，冬始坚。当不问老少，皆食暖物，则百病不作。四月、五月，其时金水极衰，火土甚旺，必须独宿养阴，尤胜服药。

夏至以后迄秋分，须慎肥腻、饼臛③、油酥之物，此物与酒浆瓜果相妨，病多为此也。

夏月不宜坐日晒石上，热则成疮，冷则成疝。睡铁石上损目。

---

① 坼：原作"圻"，据《素问·四气调神大论》和孙氏本改。
② 泮（pàn 判）：融解意。
③ 臛（huò 霍）：肉羹。

夏月远行，不宜用冷水洗足。

夏月并醉时，不可露卧，生风癣冷痹。

五六月泽中停水，多有鱼鳖精，饮之成瘕。

猛热时河内浴，成骨痹。

热极用扇，扇手心则五体俱凉。

盛热大汗，不宜当风冷水沃面，成目疾。

伏热不得饮水及以冷物迫之，杀人。

冬时，绵衣毡褥之类，急寒急着，急换急脱。

冬寒虽近火，不可令火气聚，不须于火上烘炙衣服。若炙，手暖则已，不已损血，令五心热①。

大雪中跣足②，人不可便以热汤洗，或饮热酒。又触寒未解，勿便饮汤食热物。

大寒早出，含真酥油则耐寒气。

大雾不宜远行，宜少饮酒，以御雾瘴。

大寒、大热、大风、大雾，勿冒之，行房更忌。天之邪气，感则害人五脏；水谷寒热，感则害人六腑；地之湿气，感则害人皮肉筋脉。

朝不可虚，暮不可实。

朔不可哭，晦不可歌，招凶。

星月下裸形当风中，醉卧以人扇之，皆不可。

忽逢暴风雨，霜雷昏雾，皆是诸龙鬼神经过，宜入室

① 五心热：即"五心烦热"，心中烦热伴两手足心有发热感觉。
② 跣足：赤足。

烧香静坐以避之，过后方出，吉。尤不可犯房。

过神庙勿轻入，必恭敬。不宜恣视，吉。

忽见光怪变异之物，强抑勿怪，吉。

心之神发乎目，久视则伤心；肾之精发乎耳，久听则伤肾。

五色皆损目，惟皂糊屏风可养目。

目不点不昏，耳不挖不聋。

生食①五辛，接热饮食，极目②瞻视山川草木，夜读注疏古书，久居烟火，博弈不休，饮酒不已，热飧面食，抄写多年，雕镂细巧，房室不节，泣泪过多，月下观书，夜观星斗，刺头出血，驰驱田猎，冒涉风霜，眼目病赤，沐浴房劳，迎风不忌，皆丧明之由。慎之！

人身以津液为本，在皮为汗，在肉为血，在肾为精，在口为津，伏脾为痰，在鼻为涕，在眼为泪，出则皆不可回。惟津在口独可回，回则生意又续续矣。人皆③终日不唾，常嗽而咽之，则精气常留，面目有光。故曰：多唾损神，远唾损气。又曰：远唾不如近唾，近唾不如不唾。

发是血之余，一日一次梳，通血脉，散风湿。

大小便皆不可用力努，亦不可强闭抑忍，一失其度，或涩或滑，皆伤气害生，为祸甚速。

---

① 食：原脱，据孙氏本补。
② 极目：纵目，用尽目力远望。
③ 皆：孙氏本作"能"，义胜。

忍小便成五淋，忍大便成五痔。

大小便时，不可开口说话，切记！夜间小便时，仰面开眼，至老眼不昏。

饥则坐小便，饱则立小便，慎之无病。

久行伤筋劳于肝，久立伤骨损于肾。

行汗勿跂床悬脚，久成血痹腰病。

行路劳倦骨疼，直得暖处睡。

行路多，夜间向壁角拳足①睡，则明目足不劳。

远行触热及醉后，用冷水洗面，则生黑䵣②成目疾。

早行食煨生姜少许，避瘴开胃。

夜行常扣齿③，杀鬼邪。或用手掠脑后发，则精邪不敢近。

夜间行，勿歌唱大叫。

久坐伤肉，久卧伤气。坐勿背日，勿当风湿，勿坐卧于墓冢之傍，令人精神散。

灯烛而卧，神魂不安，尤忌行房。

口吹灯则损气。

将睡扣齿则齿固。

卧宜侧身屈膝，不损心气，觉宜舒展，精神不散，舒卧招邪魅。

---

① 拳足：犹"屈膝"。
② 䵣（gǎn 感）：皮肤黧黑枯槁。
③ 扣齿：上下牙齿相叩，古代道家修炼之法。

床高三尺以上，则地气不及。安卧榻当门，不吉。

枕内安麝，辟邪。安决明子、菊花，明目。

濯足而卧，四肢无冷疾。

卧，足一伸一屈，不梦泄。

寝不得言语，五脏如悬磐然，不悬不可发声。

睡不可张口，泄气损气。

眠勿歌咏，大不祥。

夜间不宜说鬼神事。

醉卧黍穰①中，发疮患。人卧，不可戏将笔墨画其面，魂不归体。

卧魇不语，是魂魄外游，为邪所执，宜暗唤或以梁上尘吹鼻中即醒，忌以火照，则神魂不入。或于灯前魇者，本由明出，不忌火，并不宜近唤及急唤，亦恐失神魂也。

起晏②则神不清。

凡睡觉饮水更睡，成水癖。

沐浴未干，未可睡。

频浴者，气壅于脑，滞于中，血凝而气散，体虽泽而气自损，故有疠疽之患。

多汗损血。

大汗偏脱衣，及醉令人扇，生偏枯③半身不遂。

---

① 黍穰（ráng 攘）：黍秆。
② 晏（yàn 宴）：天色晚。
③ 偏枯：偏瘫。

食饱不可洗头，不宜冷水淋。用炊汤洗面，无精神。

水过夜面上有五色光彩，及磨刀水，俱不可洗手。

人生十岁，五脏始定，血气通，真气在下，好走。

二十岁，血气始盛，肌肉方长，好趋。

三十岁，五脏大定，肌肉坚固，血脉盛满，好步。

四十岁，脏腑十二筋脉皆大盛以平定，腠理始疏，荣华颓落，发颇斑白，平盛不摇，好坐。

五十岁，肝气始衰，肝叶始薄，胆汁始减，目始不明。

六十岁，心气始衰，善忧悲，血气懈惰，好卧。

七十岁，脾气虚，皮肤枯。

八十岁，肺气衰，魄将离，故言善误。

九十岁，肾气焦，四脏经脉虚。

百岁，五脏皆虚，神气乃去，形骸独居。

人年四十，阴气自半矣。五十肝气衰，六十筋不能动。精气少，须当自慎自戒，少加调和摄养，宁不为养生之本。

七十岁以上，取性自养，不可劳心苦形冒寒暑。若能顺四时运气之和，自然康健延年。苟求贪得尚如壮岁，不知其可也。

养生以不损为延年之术，不损以有补为养生之经，居安虑危，防未萌也。不以小害①为无害而不去，不以小益②

---

① 害：原作"恶"，据孙氏本及下文例改。
② 益：原作"善"，据孙氏本及下文例改。

为无益而不为。虽少年致损，气弱体枯，及晚景得悟防患补益，气血有余而神自足矣。

导引法：夜半后生气时，或五更睡觉，或无事闲坐腹空时，宽衣解带，先微微呵出腹中浊气，一九止或五六止，定心闭目，叩齿三十六通以集身神，然后以手大拇指背拭目，大小九过，使无医①障，明目去风，亦补肾气。兼案②鼻左右七过，令表里俱热，所谓灌溉中岳以润肺。次以两手摩，令极热，闭口鼻气，然后摩面，不以遍数，连发际，面有光。又摩耳根耳轮，不拘遍数，所谓修其城郭以补肾气，以防聋隤③。真人起居之法：次以舌拄上腭，嗽口中内外，津液满口，作三咽下之，如此三度九咽，便兀然放身，心同大虚，身若委衣④，万虑俱遣，久久行之，气血调畅，自然延寿也。

又：两足心涌泉二穴，能以一手举足，一手摩擦之百二十数，疏风去湿，健脚力。手常摩擦皮肤温热，熨⑤去冷气，此调中畅外，养形之法。

入山，山精老魅多来试人形，当悬明镜九寸于背后，以辟众恶。盖鬼魅能变形，而不能使镜中之形变，其形在镜中，则消亡退走，不敢为害。

---

① 医：清抄本作"翳"。
② 案：同"按"。
③ 隤：清抄本作"㿗"。
④ 委衣：犹"垂衣"。
⑤ 熨：诸本同，据文义，疑"熨"之误字。

渡江河，朱笔书"禹"字佩之，能免风涛之厄。

如遇风使帆，若风势颠猛，便须少少落帆，投港稍泊，不得贪程。倘风势不止，天色昏暮前行，不知宿泊，多有疏失。

如使风，遇风忽转，便当使①回寻港，不可当江抛锚，止望风息，恐致误事。

春夏港汊②内泊舡③，须多用桩缆，恐忽有山水涨发冲决之患。如秋冬当江稍泊，夜间勤起看风色，加添绳缆，恐贪睡有仓卒之患，措手不及。

在船人等，遇晚不可尽醉，恐有不测，无人使唤。

每到马头关津，不可令妇人妆饰露白，恐惹眼目。

在舡器用，金银衣服，不必鲜华。到处买物交易，密地包藏上船，毋得彰露。

遇晚宿泊，须要赶伴，或前或后，不可孤。另三五生人，不可容易搭载。

凡上下水船，忽见后有小船远近相逐，当早奔港汊宿泊。日落泊西，黄昏不见人时，又泊向东，或前或后，使人不认方可。

凡夜起，必唤知同伴。

出门外，必回身掩门，恐盗乘隙而入。

---

① 使：疑"驶"之误字。
② 港汊（chà）：即汊港，水流歧流之处。
③ 舡：孙氏本作"船"。下同。

凡觉有盗及犬吠，宜唤醒同伴，直言有盗，徐起逐之。盗必且窜，不可乘暗击之，恐盗急刀伤及我，及误击自家之人。

起逐盗防，改易元路。

贼以物探，不可用手拏。

凡刀刃伤，切勿饮水，令血不止而死。当急以布蘸热汤合之，或冷水浸嚼柏叶，止血妙。

箫管挂壁，取之勿便吹，恐有蜈蚣。

古井及深阱中有毒气，不可入。

窥古井损寿，塞古井令人盲聋。

女子不宜祭灶。

妇人不宜跂①灶。坐灶前不宜歌唱、骂詈、吟哭、咒咀、无礼。

刀斧不宜安灶上，簸箕不宜安灶前。

灶灰不宜弃厕中。

登厕不宜唾，初登时咳嗽三声，吉。

日夜无故，不可于官舍正厅、私家正堂向南坐，多招异事。

御 情

大道无情，非气不足以长养万物。气化则物生，气壮

① 跂：通"企"，踮起脚尖。《史记·高祖本纪》："军吏士卒皆山东之人也，日夜跂而望归。"

则物盛，气变则物衰，气绝则物死。此生长收藏之机，万物因之而成变化也。人肖天地，同此一气。七情六欲，交相震挠，真气耗极，形体消亡而神自去矣。故喜乐无极则伤魄，魄伤则狂，令人心意不存，皮革焦。

多笑则伤脏且伤神。

大怒伤肝，血不荣于筋，而气激上逆，呕血目暗，使人薄厥。

怒甚而不止，志为之伤，健忘前言，腰背隐痛。

多怒则百脉不定，鬓发焦，筋痿为劳，药力不及。

当食暴嗔及晨嗔，令人神惊，夜梦飞扬。

悲哀动中则伤魂，魂伤则狂忘失精，久而阴缩拘挛。

悲哀太甚则胞络绝，伤气内动。

悲哀则伤志，毛悴色夭，竭绝失生。

遇事而忧不止，遂成肺劳。

忧愁不解则伤意，恍惚不宁，四肢不耐。

当食而忧，神为之惊，梦寐不安。

大恐伤肾，恐不除则志伤，恍惚不乐。

恐惧不解则精伤，骨酸瘈疭①，精时自下，五脏失守，阴虚气弱不耐。

多好则专迷不理，多恶则憔悴无欢。

疑惑不止，心无所主，正气不行，外邪干之，必为

---

① 瘈疭（chì zòng 赤纵）：手足抽搐。《素问·诊要经终论》："岐伯曰：太阳之脉，其终也，戴眼，反折瘈疭，其色白，绝汗乃出，出则死矣。"

心疾。

思忧过度，恐虑无时，郁而生涎，涎与气结，升而不降，忧气劳思不食，为五噎①之病。

女人忧思哭泣则阴气结，月水时少时多，内热苦渴，色恶，肌体枯黑。

凡人不可无思，常渐渐除之。人身虚无，但有游气，气息得理，百病不生。

道不在烦，但能不思衣食，不思声色，不思胜负，不思得失，不思荣辱，心不劳，神不极，自尔可得百岁。

精者，神之本；气者，神之主；形者，气之宅。神太用则耗，气太用则竭，气太劳则绝。

气清则神畅，气浊则神昏，气乱则神劳，气衰则神去。

乐色不节则耗精，轻用不止则精散。年高之人，血气衰弱，阴事辄盛，必慎而抑之。一度不泄，一度火灭，一度火灭，一度增油，若不制而纵情，则是膏火将灭，更去其油。人年六十者，当闭精勿泄。若气力尚壮盛者，亦不可强忍，能一月再泄精，一岁二十四泄，得寿二百岁。故曰：上士异床，中士异被。

欲多则损精。人可保者，命；可惜者，身；可重者，

---

① 五噎：气噎、忧噎、食噎、劳噎、思噎的总称。《诸病源候论·否噎病诸候·五噎候》："夫五噎，谓一曰气噎，二曰忧噎，三曰食噎，四曰劳噎，五曰思噎。虽有五名，皆由阴阳不和，三焦隔绝，津液不行，忧恚嗔怒所生，谓之五噎。噎者，噎塞不通也。"

精。肝精不用，目眩无光；肺精不交，肌肉消瘦；肾精不固，神气减少；脾精不坚，齿发浮落。若耗散真精，疾病死亡随至。故曰：多思则神散，多念则心劳，多笑则脏腑上翻，多言则气海虚脱，多喜则膀胱纳客风，多怒则腠理奔浮血，多乐则心神邪荡，多愁则头面焦枯，多好则智气溃溢，多念则精爽奔腾，多事则筋脉干急，多机则智虑沉迷。伐人之生，甚于斧斤；蚀人之性，猛于豺狼。

夫未闻道者，放逸其心，逆于生乐。以精神殉智巧，以忧畏殉得失，以劳苦殉礼节，以身世殉财利，四殉不置，心为之病矣。极力劳形，噪奉气逆，当风纵酒，餐嗜辛酸，肝为之病矣。饮食生冷，温凉失度，久坐久卧，大饱大饥，脾为之病矣。呼叫过常，辩争陪答，冒犯寒暄①，恣食咸苦，肺为之病矣。久坐湿地，强力入水，纵欲劳形，三田②漏溢，肾为之病矣。五病既作，故未老而羸，未羸而病，病至则重，重则必毙。呜呼！是皆弗思而自取之也。

强力入房，则精耗肾伤，髓枯腰痛。

阴痿不能快欲，强服丹石以助阳，肾水枯竭，心火如焚，五脏干燥，消渴立至。醉饱行房，令人五脏翻覆。

---

① 寒暄：冷热意。
② 三田：道家谓两眉间为上丹田，心为中丹田，脐下为下丹田，合称"三丹田"或"三田"。

忿怒中尽力房事，精虚气壅，发而痈疽。恐惧中房事，阴阳偏虚，发厥①，自汗盗汗，积而成劳。

远行疲乏入房，为五痨虚损。

月事未绝而交接，生白驳，又冷气入内，身面痿黄，不产。

忍小便入房，得淋，茎中痛，面失血色，或致胞转，脐下急痛，死。

新病起而行房，或少年而迷欲，交接输泻，必动三焦，动则热而欲火炽，因入水致中焦热郁发黄，下焦气胜额黑，上焦血走随瘀热行内，大便黑溏。

服脑麝入房，关窍开通，真气走散。

时病未复犯者，舌出数寸，死。

诸神降日犯淫者，促寿。朔日减一纪，望日减十年，上弦、下弦、三②元减五年，二分、二至、二社各减四年，庚申、甲子、本命减二年。正月初三日万神都会，十四、十六三官降，二月二日万神会，三月初九日牛鬼神降，犯者百日中恶。四月初四日，万佛善化，犯者失音。每月初八，善恶童子降，犯者血死。五月三个五日，三个六日，三个七日，为九毒日，犯者不过三年。十月初十日夜，西天王降，犯之，一年死。十一月二五，掠剌大夫降，犯之短年。十二月初七，夜犯之恶病死。二十日天师相交行

---

① 发厥：犹"昏厥"，失去知觉。
② 三：此字原本缺损不清，据孙氏本、清抄本补。

道，犯之促寿。每月望日，人神在阴，四月十月，阴阳纯用事，俱不可犯淫。

童男室女，积想①在心，思虑过当，多致苛损。

嬴②女宜及时而嫁，弱男则待壮而婚。

---

① 积想：谓积久的思虑。
② 嬴：清抄本作"嬴"，当从。

卷 四

处 己

世事多更变，乃天理如此。今世人往往见目前稍稍荣盛，以为此生无足虑，不旋踵①而破坏者，多矣。大抵天序十年一换甲，则世事一变。今不须广论久远，只以乡曲②十年前、二十年前比论目前，其成败兴衰，何尝有定势？世人无远识，凡见他人兴进及有如意事则妒忌，见他人衰退及有不如意事则讥笑，同居及同乡人最多此患。若知事无定势，如筑墙之板然，或上或下，或下或上，则自虑之不暇，何暇妒人笑人哉？

"夸"之一字，坏人终身。凡念虑言语，才有夸心，即便断却。满招损，谦受益，时乃天道。又曰：作事皆依本分，屈己饶人③，终无悔吝。为钱谷毋与人争斗，款款④让人。至于祸患中，第一莫使性气，中外些小事，一切用柔道理之。

识些道理，不做好人，天地鬼神亦深恶之。盖不识好恶如童稚、如醉人，虽有罪，可赦。若知而故犯，王公不

---

① 旋踵：本义旋转脚跟，此喻时间短暂、迅速。
② 乡曲：乡亲、同乡。
③ 饶人：让人。
④ 款款：和乐貌。

可免也。

膺高年享富贵之人，必须少壮之时，尝尽艰难，受尽辛苦，不曾有自少壮享富贵安逸至老者。故早年登科甲及早年得意之人，必于中年龃龉①不如意。中年龃龉不如意，却于暮年方得荣达。或仕宦无龃龉，必其生平窘薄，忧饥寒，虑婚嫁，有所困郁而然。若早年宦达②，不历艰难辛苦，及承父祖生业之厚，更无不如意者，又多不获高寿。盖造物乘除③之理，类多如此。其间亦有始终享富贵者，乃是有大福之人，亦千万人中间或有之。今人往往机心巧谋，皆欲不受辛苦，终身享有富贵，且思延其子孙，恐人力终不能胜天，徒为苍苍④者笑耳。

人生世间自有知识以来，即有忧患不如意事。小儿叫号，皆其意有不平。自幼至少，至壮至老，如意之事常少，不如意之事常多。虽大富贵之人，天下之所仰羡以为神仙，而其不如意处，各自有之，与贫贱人无异，特其所忧患之事异耳，故谓之缺陷世界。以人生世间无足心满意者，能达此理而顺受之，则可少安。

凡人谋事，虽日用至微者，亦须龃龉而难成。或已成而败，既败而复成，然后其成也，永久平宁，无复后患。若偶然易成，后必有不如意者。造物机微，不可测度。如

---

① 龃龉（jǔ yǔ举语）：此指仕途不顺达。
② 宦达：仕途亨通。
③ 乘除：喻自然界中的盛衰变化。
④ 苍苍：众多。

此静思之，则见此理，可以宽怀。

人之在世，吉、凶、悔、吝皆生于动，四者之中，惟吉一而已。人岂可不于举动慎乎？

人之性行，虽有所短，必有所长。与人交游，若常见其短而不见其长，则时日不可同处。若念其长而不顾其短，虽终身与之交游，可也。

凡人行己①公平正直者，可用此以事神，不可恃此以慢神，可用此以事人，不可恃此以傲人。虽孔子亦以敬鬼神、事大夫、畏大人为言，况下此者哉？彼有行己不当理者，中有所歉，动辄知畏，犹能避远灾祸以保其身。至于君子而偶罹于灾祸者，多由自负以召致②之耳。

人言詈人而人不答者，必有所容也，不可以为人畏我，而更求以辱之。人或起而我应，恐口噤而不能出言矣。人有讼人而人不校者，必有所处也，不可以为人畏我而更求以攻之。为之不已，人或出而我辩，恐理亏而不能逃罪矣。

同居之人或往来，须扬声曳履，使人知之，不可默造。傥③或适然议我，彼此惭愧。况其间有不晓事之人，好伏于幽暗处以伺人言，此生事兴讼之端也。

凡人僻居静坐，不可辄讥议人，必虑有闻之者，俗谓

① 行己：谓立身行事。
② 召致：犹"招致"。
③ 傥：倘若，如果。

墙壁有耳是也。稠人中亦不可讥人，恐有相亲厚者。

士大夫之子弟，苟无世禄可守，无常产可依，而欲为仰事俯育①之计，莫若为儒。命通可以取科第，否则训导生徒，可以取束修②之奉。否则从事笔札，可以为糊口之资。如不能为儒，则医、卜、农、商技艺可以养生，不至辱先，皆可为。然必以廉耻节义为先，虽贫贱至极，亦不可失。不然，则安逸无事，流荡无成，心术大坏，甚至为乞丐盗窃者，亦可哀哉！

凡人生耽迷曲蘗③而纵饮无度，贪饕膏粱而侈滥不已，家富者至于破荡，家贫者必为劫盗，甚至卖坟茔树木，掘父祖棺木者，悲夫！悲夫！有诫饮者曰：吃酒二斤，籴麦一斗；磨面五斤，可饱十口。诫食曰：人能咬菜根，则百事可做。

倡优④起于夏桀声伎之奉，其来虽远，但尤物移人，后必有灾。古人之戒，极明切矣。其不晓世事者被诱，固不足怪，而素称明智亦有被其狐媚蛊惑，迷不自觉，至于败德丧身乱家者，殊可哀悯也。故有诗曰：二八娇娥体似酥，笑中悬剑斩愚夫。虽然不见头颅落，暗使精神即渐枯。

---

① 仰事俯育：本谓对上侍奉父母，对下养育妻儿。后亦泛指维持全家生计。

② 束修：古时学生入学向教师致送的礼物，亦指致送教师的酬金。

③ 曲蘗（niè 聂）：酒母，亦泛指酒。

④ 倡优：古时以乐舞戏谑为业之艺人。

博与弈，乃贪心、杀心、痴心、嗔心之变理也。于事虽小，害道则大，人家不肖子孙，堕其窟窖，至有败荡家业、丧失身命者，要皆一念贪痴之心，有以溺之耳。少年之人，尤宜警戒。故曰：世人不省事，日日弈与博。赢得转头空，何须论高着。

黄白①之说，固有是事，乃大福德之人，鬼神欲资其了道，故以畀②之，亦非资其富贵也。世之碌碌者，妄意希冀，信丹客③虚诳而迷恋不已，然不知非求之所可得也，况得之未必能享耶。借使④有之，彼丹客者岂不自珍秘，而肯轻以与人耶？其不可信，明矣。故有诗曰：破布衣衫破布裙，逢人便说会烧银。若还果有烧银术，何不烧此养自身。又云：肯将身后无穷术，卖得人间有限财。

卜其宅祧⑤，葬之事也。葬乘生气，葬之理也。世乃溺于风水可致富贵而百计营求，甚至暴露其亲以俟善地，至终身不葬焉。殊不知人固有得地而发福者，苟非天与善人，或亦地遇其主而然，盖万中之一也。若心慕富贵，不加修为，而颛颛⑥谋人之地，思以致之，是欲以智力而窃夺造化之权，岂理也哉？故有诗曰：风水先生惯说空，指

① 黄白：炼丹化成金银的法术。
② 畀（bì 币）：给予，付与。
③ 丹客：即丹士，炼丹之方士。
④ 借使：假如，倘若。
⑤ 祧（tiāo 挑）：祖庙，祠堂。
⑥ 颛颛（zhuān 专）：愚昧无知貌。

南指北指东西。山中定有王侯地，何不搜寻葬乃翁。

睦　亲

上智不教而成，下愚虽教无益，中庸之人，不教不知也。古者圣王有胎教之法，及子生孩提，师保①固明，仁孝礼仪，以导习之矣。凡庶纵不能尔，当及婴稚，识人颜色，知人喜怒，便加教诲，使为则为，使止则止，比及数岁，可省笞罚。父母威严而有慈，则子女畏慎而生孝矣。吾见世间无教而有爱，曲意顺从，饮食运为，恣其所欲，宜诫反奖，应呵反笑，至有识知，谓法当耳。骄慢已习，方复制之，垂②挞至死而无成，忿怒日隆而增怨，逮于成长，必为败德。孔子云：少成若天性，习惯如自然，是也。

凡人不能教子女者，亦非欲陷其罪恶，但不忍呵怒伤其颜色耳，不忍楚挞③惨其肌肤耳。当以疾病为谕，安得不用汤药针艾救之哉？

父子之严，不可以狎；骨肉之爱，不可以简。简则慈孝不接，狎则怠慢生焉。由命士④以上，父子异宫，此不狎之道；抑搔痒痛，悬衾箧枕，此不简之教也。

人之爱子，罕亦能均，自古及今，此弊多矣。贤俊者

---

① 师保：古代任辅弼帝王和教导王室子弟的官，有师有保，统称师保。
② 垂：孙氏本和《颜氏家训》均作"捶"，当从。
③ 楚挞：杖打。
④ 命士：古代称呼受有爵命的士。

自可赏爱，顽鲁①者亦当矜怜。有偏宠者，虽欲以厚之，更所以祸之。共叔之死，母实为之。赵王之戮，父实使之。刘表之倾宗覆族，袁绍之地裂兵亡，可为灵龟明鉴也。

人之有子，必使各有所业。贫贱有业，不致于饥寒；富贵有业，不致于为非。凡富贵之子弟，耽酒色，好博弈，异衣服，饰舆马，与群小为伍以致破家者，非其本心之不肖，由无业以度日，遂起为非之心。小人赞其为非，则有哺啜②钱财之利，常乘间而赞成之，子弟宜早省悟。

子孙有过，父祖多不能知，贵官尤甚。盖子孙有过，多掩蔽父祖之耳目。外人知之，窃笑而已。至于乡曲之进见，有时称道盛德之不暇，岂敢言其子孙之非？又自以子孙为贤而以人言为诬，故子孙有弥天之过而祖父不知也。间有家训稍严，而母氏犹有庇其子之恶，不使其父知之者。富家之子孙不肖，不过耽酒色，近赌博，破家之事而已。贵家之子孙不止于此，强索人之钱，强贷人之财，强借人之物而不还，强买人之物而不偿。亲近群小，则假势以凌人；侵害良善，则饰词而妄讼。乡人有曲理犯法事，认为己事，名曰担当；乡人有争讼，则伪作祖父之简，千恳州县，以曲为直。差夫借船，放税免罪，以所得为酒色之娱，殆非一端。其随侍也，私令吏人买物，私托场务卖

---

① 顽鲁：顽劣愚钝，亦作"顽卤"。
② 哺啜：饮食吃喝之意。

物，皆不偿其直。吏人补名，吏人免罪，吏人有浸润①，必责其报。典买婢妾，限以低价，而使他人填赔。或同院子游狎，或于场务放税，其他妄有求觅，亦非一端，不恤误其父祖陷于刑宪也。凡为人父祖者，常严为关防，更宜询访，或庶几焉。

夫有人民而后有夫妇，有夫妇而后有父子，有父子而后有兄弟，一家之亲，此三者而已矣。自兹以往，至于九族，皆本于三亲焉。故于人伦为重，不可不笃。若兄弟者，分形连气之人也。方其幼也，父母左提右挈，前襟后裾，食则同案，衣则传服，学则连业，游则共方，虽有悖乱之人，不能不相爱也。及其壮也，各妻其妻，各子其子，虽有笃厚之人，不能不少衰也。姒姒②之比兄弟，则疏薄矣。今使疏薄之人，而节量亲厚之恩，犹方底而圆盖，必不合矣。惟友爱深至，不为傍人之所移者，勉夫。

二亲既没③，兄弟相顾，当若形之与影，声之与响。爱先人之遗体，惜己身之分气④，非兄弟何念哉？兄弟之际，异于他人，望深则易怨，望近则易饵⑤。譬犹居室，一穴则塞之，一隙则涂之，庶无颓毁之虑。如雀鼠之不

---

① 浸润：谗言。语出《论语·颜渊》："浸润之谮，肤受之诉，不行焉，可谓明也已矣。"后世以"浸润"代指谗言。

② 姒姒：兄弟之妻的互称。

③ 没：通"殁"。《论语·子罕》："文王既没，文不在兹乎？"

④ 分气：谓分得父母之血气。

⑤ 望近则易饵：《颜氏家训》作"地亲则易弥"，当从。

恤，风雨之不防，壁陷楹沦，无可救矣。仆妾之为雀鼠，妻子之为风雨，甚哉！兄弟不睦，则子侄不爱；子侄不爱，则群从疏薄；群从疏薄，则童仆为仇敌矣。如此，则路行皆踖^①其面而蹈其心，谁救之哉？

人家不和，多因妇女以言激怒其夫及于^②同气，盖妇女所见不广远、不公平。所谓舅姑伯叔妯娌皆假合，强为称呼，非自然天属，故轻于割恩，易于修怨。非丈夫有远识，则为其役而不自觉，一家之中，乖变生矣。于是兄弟子侄，有隔屋连墙至死不往来者，有无子而不肯以犹子^③为后，有多子而不与兄弟者，有不恤兄弟之贫，养亲必欲如一，宁弃亲而不顾，葬亲亦欲均费，宁留丧而不葬者。其事多端，不可概述。亦有远识之人，知妇女之不可谏诲^④，而外与兄弟相爱，私救其所急，私赒^⑤其所乏，不使妇女知之。彼兄弟之贫者，虽怨其妇女，而爱其兄弟。至于分析^⑥，不敢以贫而贪爱兄弟之财产者，盖由不听妇人之言而先施之厚，因以得兄弟之心也。

妇女易生言语者，多出于婢妾。婢妾愚贱，尤无见识，以他人之短言于主母。若妇人有见识，能一切勿听，

①　踖（jí 籍）：践踏。
②　于：孙氏本及《袁氏世范》均无此字，当删。
③　犹子：侄子。
④　谏诲：规劝教诲。
⑤　赒（zhōu 周）：周济，救济。
⑥　分析：谓分家。下同。

则虚妄①之言不复敢进。若听信之，从而爱之，则必再言之，又言之，使主母与人遂成深雠②，而婢妾方且得志。奴隶亦多如此。若主翁听信，门房族亲故皆大失欢。有识之人，自宜触类醒悟。

兄弟子侄同居，长者或恃其长，凌轹③卑幼。专用其财，自取温饱，因而成私，薄书出入，不令幼者预知。幼者至于饥寒，必启争端，固为不可。或长者处事至公，幼者不能承顺，盗取财物，以为不肖之资，尤为不可。若长者总持大纲，幼者分干细务，长必幼谋，幼必长听，各尽公心，自然无事④。

朝廷立法于分析一事，非不委曲，然有窃众营私，却于典买契中称系妻财置到，或诡名置产，官中不能尽究。又有处于贫寒，不因父祖资产，自能奋立，营置财业；或虽有祖宗⑤财产，别事置立私财，其同宗之人必求分析，至于经州县所在官府累年争讼，各至破荡而后已。若富者反思，果是⑥因众成私，不分与贫者，于心岂无愧歉？果是自置财产，分与贫者，明则为高义，幽则为阴德。又岂不胜于连年争讼，妨废家务，及资结证佐⑦、嘱托胥吏、

---

① 妄：孙氏本及《居家必用事类全集》均作"佞"，义胜。
② 深雠：积怨甚深之仇敌。
③ 凌轹：亦作"凌烁"，欺压意。
④ 事：孙氏本及《袁氏世范》均作"争"，义胜。
⑤ 宗：原作"众"，据孙氏本及文义改。
⑥ 是：原脱，据孙氏本及下文例补。
⑦ 证佐：犹"证人"。

贿赂官员之费耶？贫者亦宜自思，彼非窃众，亦由辛苦营运以至增置，岂可悉分之？况彼之私财，吾受之，宁有不愧？苟能知此，必不至争讼也。

一应亲戚故旧，有所假贷，不若随力给与之。言借则我望其还，不免有所索，索之既频，而负偿者反曰：我欲偿之，以其频索，则姑已之。方其不索，则又曰：彼不下气问我，我何为强还之。故索亦不偿，不索亦不偿，终于结怨而后已。盖贫人之假贷，初无欲偿之意，纵其欲偿，则将何偿？或假贷作经营，又多以命穷计拙而折。方其始借之时，礼恭言逊，其感恩之心，指天誓日可表。及其至责偿之日，恨不以兵刃相加，所谓因财成怨矣。不若念其贫，随吾力之厚薄以与之财，我无责偿之念，彼亦无怨于我也。

同姓之子，昭穆不顺，亦不可以为后。鸿雁虽微，亦不乱行。人乃不然，至于以叔拜侄，于理安乎？设不得已，养弟养侄孙以奉祭祀，当抚之如子，与之财产。受所养者，奉之如父。如古人为嫂制服①，今世为祖承重之意，而昭穆不乱，庶几得之。若近世立继，其在生前者，多出于所后，本心犹不为害。至于死后立继，往往皆为遗资争竞而已。彼贫而无后者，曾见谁为之意哉？此最可为慨叹者也。

① 制服：丧服。

古人谓：周人恶媒。以其言语反复，诒①女家则曰男富，诒男家则曰女美。近日尤甚。若轻信其言而成婚，则夫妇反目，至于仳离②者有之。大抵嫁娶固不可无媒，而媒者之言不可尽信。至于为婚姻争告者，盖缘议婚之始，不立婚书，止凭媒言，或小礼为定，亦是一大不美事。婚姻之家，宜谨始可也。

人之姑姨姊妹及亲戚妇人，年老而子孙不肖不能供养者，不可不收养，然又当关防。恐其身故之后，其不肖子孙妄经官府，称其人因饥寒而死，或称其遗下有囊箧之物。官府受词，必为追证所扰。须于生前，白之于众，明白知其身外无余物而后可。凡要为高义之事，必须防之。

父祖高年，怠于营干，多将财产均给子孙。若父祖出于公心，初无偏曲，子孙各能戮力，不事游荡，必致兴隆。若父祖缘有过房之子，有前母后母之子，有子亡而不爱其孙，又虽是一等子孙，自有憎爱，凡衣食财物亦有厚薄，致令子孙力求均给，其父祖于其中又有轻重，安得不起他日争端？若父祖缘子孙内有不肖者，虑其侵害，不得已而均给者，止可逐时均给财谷，未可均给田产。若均给田产，彼以为己分所有，必邀求尊长，立契典卖，典卖既尽，窥觊他房，从而娶取，必致兴讼，使贤子贤孙被其扰害，同于破荡，不可不思。大抵人之子孙，或十数人皆

---

① 诒（dài怠）：欺骗。
② 仳离：夫妻离散。

贤，其中有一人不肖，则十数均受其害，至于破家者有之。国家法令百端，终不能禁。父祖智谋日出，终不能防。欲保家延祚①者，览他家之已往，思我家之未来，可不修德熟虑，以为长久之计耶？

遗嘱之文，皆贤明之人为身后之虑，然亦须公平，乃可以保家。如劫于悍妻黠妾，因后妻爱子，中有厚薄偏曲，或妄立嗣，或妄逐子。不近人情之事，不可胜数，皆兴讼破家之端也。

① 延祚：延续福禄。

卷　五

治　家

夫风化者，自上而行于下者也，自先而施于后者也，是以父不慈则子不孝，兄不友则弟不恭，夫不义则妇不顺矣。父慈而子逆，兄友而弟傲，夫义而妇陵①，则天下之凶民，乃刑戮之所摄，非训导之所移②也。

笞怒废于家，则竖子之过立见；刑罚不中，则民无所措手足。治家之宽猛，亦犹国焉。

孔子曰：奢则不逊，俭则固③；与其不逊也，宁固。又曰：如有周公之才之美，使骄且吝，其余不足观也已。然则可俭而不可吝也。俭者，省约为礼之谓也；吝者，穷急不恤之谓也。今有奢则施，俭则吝，如能施而不奢，俭而不吝，可矣。

生民之本，要当稼穑而食，桑麻以衣。蔬果之用，取给予园场。鸡豚之畜，所资于埘④圈。爰及栋宇器械，樵苏⑤脂烛之类，取足于山林，是闭门而为生之具已足，但

---

① 陵：通"凌"。《礼记·中庸》："在上位，不陵下。"
② 移：原作"遗"，据《颜氏家训》及文义改。
③ 固：寒酸。
④ 埘（shí 时）：墙壁上挖洞做成的鸡窠。《诗经·王风·君子于役》："鸡栖于埘。"
⑤ 樵苏：柴草。

无盐井耳。人有事业而能勤俭节用以赡衣食，自能久远，有何不可？惟奢侈者，求炫目前，图人夸羡，易富易贫，多不逮焉。昔人有诗云：莫入州衙与县衙，劝君勤理作生涯。池塘多放聊添税，田地深耕足养家。教子教孙须教义，栽桑栽柘胜栽花。闲非闲事都休管，渴饮清泉困饮茶。

又云：仕宦之人，南州北县。商贾之人，天涯海岸。争如农夫，六亲对面。夏绢新衣，秋米白饭。鹅鸭成群，猪羊满圈。官税早输，逍遥散诞①。似此之人，直钱千万。

妇主中馈②，唯事酒肉、衣服之礼耳。国不可使预政，家不可使干蛊③。如有聪明才智，识达古今，正当辅佐君子，助其不足，不可牝鸡晨鸣④，以致家祸焉。

太公⑤曰：养女太多，一费也。陈蕃⑥曰：盗不过五女之门。女之为累，久矣。然天生蒸民，先人传体，其如之何？世人多不育女，贼行骨肉，岂可如此而望福于天乎？吾有疏亲，家饶妓媵⑦，诞育将及，便遣阍竖⑧守之。体有

---

① 散诞：悠闲自在貌。
② 中馈：家中供膳诸事。
③ 干蛊：泛指主事。
④ 牝鸡晨鸣：亦称"牝鸡司晨"，母鸡代公鸡司晨，古时喻妇人专权。
⑤ 太公：姜太公，西周开国名臣。
⑥ 陈蕃：东汉名臣，曾上书朝廷，以养女太多易致家贫的道理，劝告皇官不可蓄养过多嫔妃。
⑦ 妓媵（yìng 映）：古时泛指姬妾婢女。
⑧ 阍竖：守门的童仆。

不安，窥窗倚户，若生女者，辄持将去。母随号泣，莫敢救之，使人不忍闻也。

妇人之性，率宠子婿而虐儿妇。宠婿则兄弟之怨生焉，虐儿妇则姊妹之谗行焉。然则女之行得罪于其家者，母实使之。谚云：落索①阿姑餐。此其相报也。家之常弊，可不戒哉！

婚姻量财，自是人道之常。近世嫁娶，遂有卖女纳财，买妇输绢，比量父祖，计较锱铢，责多还少，此与市井交易无异。或猥婿在门，或傲妇擅室，以致坏家成仇者，往往有之。贪荣求利，反招羞耻，可不慎欤！

人家好夜饮，多生奸盗，此最宜戒。其夜卧，若停灯分明，是与贼为眼，切记不可。

劫盗虽小人之雄，亦自有识见。如富贵家平时不刻剥，又能乐施，又能种种方便，当兵火扰乱之际，犹得保全，必不忍焚毁其屋。凡盗所决意焚掠者，皆积恶之人，人宜自省。

富人有爱其小儿者，以金银珠宝之属饰其身。小人有贪者，于僻静处坏其性命而取其物。虽闻于官，置于法，何益小儿？非有壮夫携抱，不可令游街巷，恐有诱略之人。

清晨早起，昏晚早睡，可防婢仆奸盗。婢妾若与主翁

---

① 落索：冷落萧索意。

亲近，多挟此私通，仆辈有子，则以主翁藉口，破家多矣。凡有婢妾，不可不谨其始而防其终也。

人有婢妾，不禁出入，至与外人私通。有妊之日，不正其罪而遽逐去者，往往有于主翁身故之后，言是主翁遗腹子而求归宗，旋至兴讼。所宜谨此，免累后人。

妇人多妒，有正室者，少蓄婢妾。蓄婢妾者，内有子弟，外有仆隶，皆当闲防①。制以主母，犹有他事，况无所统辖？以一人之耳目临之，岂难欺蔽哉？暮年及有别宅，尤非所宜，使有意外之事，当如之何？

夫置婢妾，教歌舞，使侑樽②以为宾客之欢，切勿蓄姿③貌过人者，虑有恶客起觊觎之心，必欲得之。逐兽则不见太山，苟势可以凌我，则无所不至。绿珠之事，在古可鉴。

凡干人须择勤谨，其狡狯者决不可用。其有顽狼④全不中使令者，宜善遣之，不可留，留则生事。主或过于欧⑤伤，此辈或挟怨为恶，有不忍言者。

婢仆有奸盗及逃亡者，宜送之于官，依法治之，不可私自鞭挞，亦恐有意外之事。或逃亡非其本情，或所窃止于微物，宜念其平日有劳，只略惩之，仍前留备使令

① 闲防：亦作"防闲"。限制，约束。
② 侑樽：亦作"侑尊"，劝酒。
③ 姿：原作"恣"，据文义改。
④ 狼：诸本同，疑"狠"之误字。
⑤ 欧：诸本同，疑"殴"之误字。

可也。

婢妾有小过，不可亲自鞭打。盖一①时怨气所激，鞭打之数必不记，徒且费力，婢仆未必知畏。惟徐徐责问，令他人执而打之，视其过之轻重而足其数。虽不过怒，自然有威，婢妾亦自畏惮矣。寿昌胡彦持家，子弟不得自打仆隶，妇女不得自打婢妾，有过则告之家长，为之行遣。妇女擅打婢仆则挞子弟，此贤者之家法也。

婢仆宿卧去处，当为点检，冬无风寒，夏无蚊蚋。以至牛马六畜遇冬寒，各为区处②牢圈栖息之处，此仁人之用心。物我为一，理也。

蓄奴婢，惟本土人最善。或病患，则有亲属为之扶持；或非理自残，有亲以明其事。或婢妾无父母兄弟可依，仆隶无家可归，念其有劳，不可不养，当预经官自陈，则无后患。

买婢妾，不可不细询其所自来，恐有良人子女为人所诱。若果然，则告之于官，不可还与引来之人，恐有自残。

佃仆妇女等，于人家妇女小儿辈，每每诱诳，莫令家长知而借贷钱谷以生放利息者，是皆有心于骗取，必无还意。盖妇女小儿不令家长知，则不敢取索，不敢取索，则终为所负。为家长者，宜常以此言喻之。

① 一：原作"不"，据《居家必用事类全集》及文义改。
② 区处：居处。

尼姑、道婆、媒婆、牙婆及妇人，以买卖针灸为名，皆不可令入人家。凡脱漏及引诱为不美之事，皆此曹也。

邻近利便之产，欲得之，宜增其价，不可持势执其亲邻典卖。及无人敢买，而欲低折其价。万一他人买之，则悔且无及，亦争讼之由也。

凡交易必须项项合条，即无后患。不可以人情契密不为之防，或失欢成争端。

如交易取钱未尽，及赎产不曾取契之类，宜即理会去着，或即闻官以绝将来词讼。

贫富无定势，田产无定主，有钱则买，无钱则卖。买产之家，当知此理，不可苦抑卖产之人。盖人之卖产，或缺食，或负债，或疾病，或死亡，或婚嫁争讼，百千之用，则鬻百千之产。若买产之家即还其值，虽转手无存，已济其用。惟为富不仁之人，知其欲用之急，则阳拒阴钩之，以重折其价。既成契，则始还其值之半，延引数日，辞以未办，或以此少，米谷他物高价补偿，而出产之家所得零微，随即耗散。向之准拟以办此事，今不复办矣。而又往来取讨，跋涉之费出乎其中。彼富家方自喜以为善谋，不知天道好还，有及其身而获报者，纵不及其身，而及其子孙，富家多不之悟。

贪并之家，恃其豪强，见富家子弟昏愚不肖，及有缓急，多是将钱强以借与。或始借之时，设酒食以媚悦其意，或既借之后，历数年而不索，待其息多。又设酒食以诱使之，转息并为本钱而又生息，又诱勒其将田产折还。于条虽幸免，天网则不漏。谚云：富儿更替，做迭相报也。诗曰：十分惺惺①使五分，且留一半与儿孙。若把惺惺都使尽，恐怕儿孙不如人。又曰：一派青山景色幽，前人田土后人收。后人收得休欢喜，还有收人在后头。

凡轻于举债者，多不可借，盖此辈必是无藉之人，已有负赖之意。故凡借人钱谷，少则易偿，多则易负。故借多者，虽力可还，亦不肯还，宁以所还之资为争讼之费者，多矣。

凡人之敢于举债者，必谓他日之宽余可以偿也。不知今日之无，他日何为而有。譬如百里之路，分为两日行，则两日可办。若以今日之路使明日并行，虽劳亦不可至。无远识之人，求目前宽余，而那积在后者，无不破家也。

凡人有好争讼者，此不可晓万一，必不得已被人残贼欺害。告状固是正事，其中有小事闲气及事不干己，并些小财物田产，往往争告累年，不以是非为曲直，惟以胜负为强弱，甚至牵累至死，破产殆尽，伤情害义而不顾不息者，此愚人之极也。昔有诗曰：此小争差莫若休，不经府县与经州。费钱吃打陪茶酒，赢得猫儿卖了牛。最可念诵。

邻里乡党，无所逃于世者也，处之最宜和穆。相睚相

① 惺惺：聪明机灵意，此句谓聪明乖巧不要使尽。

恤，相比相容，比之家亲，似当均一。不然，孤立无与，缓急谁为之济哉？

凡有产，必有税赋，须是先留输纳之费，却将余剩给供日用。所入或薄，只得省俭，不可辄尔侵费。若临时官中追索，未免举贷出息，以致耗家。大抵曰贫曰俭，自是贤德，切不可以此为愧。若能知此，则自无破家之患矣。

人有纠率①钱物造桥、修路及造渡船，宜随力助之，不可谓舍财不见获福而不为。且如道路桥船既成，吾晨出暮回，遇桥乘渡，无有疏虞，皆所获福也。

凡人之经营财利，偶有得意致富厚者，必其命运享通，造物者阴阳至此。其间有不达者，欲以智力求之，如贩米则加之以水，卖盐则加之以灰，卖漆则和之以油，卖药则杂之以他物。如此等类，目下侥幸，其心欣然，不知造物者随即以他事取去，终于贫乏，所谓人力不能胜天。大抵转贩经营，先存心地。凡物贷必真，又须本分，不贪厚利，任天理如何。虽目下所得之薄，必无后患矣。

起造屋宇，最人家至难之事。盖未造物之时，匠者惟恐主人惮费而不为，则必小其费用，主人以为力量可办，锐意为之。及至半途，凡事顿增，主人势不可止，或举债以图成，事又不能充，或停阁以费前功，甚至破家者有矣。余尝劝人，起造屋宇须数年经营，凡木植瓦石，以渐

---

① 纠率：纠集。

为之，虽工顾①之费，亦不取办于仓卒，则屋成而富自若矣。

凡人安处，非华堂邃宇、重裀②广榻之谓，在乎雅素洁净耳。尤须南向而坐，东首而寝，阴阳适中，明暗相半。屋无高，高则阳盛而明多；屋无卑，卑则阴盛而暗多。明多伤魂，暗多伤魄。人之魂阳而魄阴，苟伤明暗则疾病生，此居处高下使然。况天地之气，有亢阳之攻肌，淫阳之侵体，岂可不防，慎哉！故曰：居室四边皆窗户，遇风即阖，风息即开。前帘后屏，太明则下帘以和其内映，太暗则卷帘以通其外曜。内以安心，外以平目，心目皆安，则身安矣。

凡人居洪润光泽阳气者，吉；干燥无润泽者，凶。前低后高，世出英豪；前高后低，长幼昏迷。左下右昂，男子营昌，阳宅则吉，阴宅不强；左下右高，阴宅丰豪，阳宅非吉，主必奔逃。两新夹故，死须不住；两故夹新，光显宗亲；新故俱半，陈粟朽贯。实东空西，家无老妻；有西无东，家无老翁。坏宅留屋，终不断哭。宅材鼎新，人旺千春。荐屋半柱，人散无主。间架成只，潜资衣食。接栋连屋，三年一哭。

宅欲左有流水为青龙，右有长道为白虎，前有污地为朱雀，后有丘陵为玄武，为最贵地。若无此，相应种树，

---

① 顾：诸本同，疑为"雇"之误字。
② 重裀（yīn 因）：亦作"重茵"，双层的坐卧垫褥。

东种桃柳西槐榆，南种梅枣北种李杏。

凡宅不居当冲口处，不居古寺庙及祠社炉冶处，不居草木不生处，不居故军营战地，不居正当流水，不居山脊冲处，不居城门口处，不居对狱门处，不居百川口处，不居四面冲处。

凡宅东有流水达江海，吉；东有大路，贫；北有大路，凶；南有大路，富贵。

凡树木皆向宅，吉；背宅，凶。

凡宅地形，卯酉不足，居之自如；子午不足，居之大凶；子丑不足，口舌①。南北长，东西狭，吉；东西长，南北狭，初凶后吉。东北开门，多招怪异之事。

门口不宜有水坑。

门前青草多愁怨，门外垂杨非吉祥。

墙头冲门，直路冲门，神社冲门，小路冲门，与门中水出，并凶。

房门不可对天井，厨房不可对房门，两家门不宜相对。天井须方为上。

中庭不宜种树，大树不宜近轩。

厅内、堂前、堂后，不宜开井。

灶、井不宜相见，主内乱，作灶不宜用壁泥。

桑树不宜作木料，死树不宜作栋梁。

---

① 口舌：此前疑脱"居之"二字。

凡门以栗木为关，可以远盗。

盖屋布椽不得齐柱，头梁上须是两边倚梁，不得以小压大。

屋梁与门，宜只不宜双。水檐头相射，主杀伤。外檐广阔为上，不得逼促。斜雨泼压，家多痢疾。风吹不着，不用服药。廓屋漏浆，新妇无良。梁栋偏攲①，家多是非。屋势倾斜，赌博贪花。瓦移栋催，子孙贫羸。

凡柱尾为斗，枋尾为升，升在斗下为不顺，主有不孝不第。斗在升下，吉。起造，防木匠放木笔于柱下，主人家不吉。更防倒木作柱，亦不吉。

厚葬，固人子之情，衣裘棺椁，已觉无益，况藏奇玩金宝于其中耶？鲜有不为人所窃掘者矣。古今前车可鉴者甚多。故曰：未归三尺土，难保百年身。既归三尺土，难保百年坟。可味，可味！

---

① 攲（qī 期）：同"敧"，倾斜。

卷 六

养 老

老人骨肉疏冷，风寒易中。若窄衣贴身，暖气着体，自然气血流通，四肢和畅。虽遇盛夏，亦不可令袒露其颈项。盖自脑至颈项，乃风府督脉所过。中风人多是风府而入，须常用絮软夹帛贴巾帻中，垂于颈下，着肉入衣领中至背膊间，以护腠理为妙。不然风伤腠中，必为大患，慎之，慎之！

春时遇天气顿暖，不可顿减绵衣，须一重重渐减，庶不至暴伤。

夏月尤宜保辅。当居虚堂静室、水次木阴、洁净之处，自有清凉，不可当风纳凉。饮食勿令太饱。凡饮食，尤戒生冷、粗硬、油腻及勉强饮食。渴饮粟米汤、豆蔻熟水为妙。

夏至以后，宜服甘寒平补肺肾之药二三十服，以助元气可也。

冬月最宜密室温净，衾服轻软，仍要暖裹肚腹，早眠晚起，以避霜威。朝宜少饮醇酒，然后进粥，临卧服凉膈化痰之剂。其炙爆燥毒之物，尤切戒之。

老人以牛乳煮粥食，大补益。天寒之日，山药酒、肉酒时进一杯，以扶衰弱，以御寒气，切不可远出，触冒严风。老人当避大风、大雨、大寒、大暑、露雾、霰雪、旋风、恶气，能不触冒，是谓大祥。

老人所居之室，必须大周密，无致风伤也。

老人之食，大抵宜温热熟软，忌黏硬生冷。其应进饮食，不可顿饱，但频频与食，使脾胃易化，谷气常存。若顿令饱食则多伤胃，老人肠胃虚薄，不能消运，故易成疾。然尤大忌杂食，杂则五味相挠，更易生患。若奶酪酥蜜，冬春间常温而食之颇宜，但不宜多食，恐致腹胀作泻。为人子者，宜留意焉。

凡老人有患，宜先以食治。未愈，然后服药，此养老之大法也。

老人药饵，止是扶持之法，只可温平顺气，进食补虚中和药治之。不可用市肆赎买，他人惠送，不知方味及狼虎之剂，最宜慎重详审。

新登五谷，老人不宜食，动一切宿疾。

人年五十以上，率患大便不利，或常若下痢，须当预防。若秘涩，则数①数食葵菜等冷滑之物。如其下痢，宜用参苓、白术，兼与姜、韭温热之菜以治疗之。

男子六十闭房户，所以补衰败重性命也。

老人之道，当常念善，无念恶；常念生，无念杀；常念信，无念欺。无作博戏，强用气力。无举重，无疾行，

---

① 数：孙氏本作"宜"，义胜。

无喜怒，无极视，无极听，无太用意，无太思虑，无吁嗟，无叫唤，无吟咏，无歌啸，无哮①啼，无悲愁，无哀动，无庆吊②。无接对宾客，无预局席，常常淡食。如此者，可以无病常寿。

老人须知服食将息、调身按摩、摇动取接、导引行气，不得杀生取肉以自养。又当非其书勿读，非其声勿听，非其务勿行，非其食勿食。非其食者，如猪、豚、鸡、鱼、蒜、鲙、生肉、生菜、白酒，一应冷硬之类，常学淡食轻清甜软为佳。盖淡为五味之本，土德冲和之气，淡食养胃则百病不生。故云：老者非肉不饱，肥则生风，非人不暖，暖则多淫。必须不饥不饱，不寒不热。行住坐卧，言谈笑语，寝食造次之间，不妄失者，则可延年益寿矣。

太乙真人曰：一者，少言语，养内气；二者，戒色欲，养精气；三者，薄滋味，养血气；四者，咽津液，养脏气；五者，莫嗔怒，养肝气；六者，淡饮食，养胃气；七者，少思虑，养心气。人由气生，气由神住，养气全神可得真道。凡在万物之中，所保者莫先于元气。摄养之道，莫若守中实内，有陶和③将护之方。须在闲日安不忘危，圣人预戒，老人尤不可不慎也。

---

① 哮（hèng）：厉害、发狠的声音。
② 庆吊：庆贺与吊慰，泛指喜事与丧事。
③ 陶和：陶冶调治。

春夏秋冬，四时阴阳，生病起于过用。五脏受气，盖有常分，不适其性而强，云为用之过耗，是以病生。善养生者，保守①真元，外邪客气不得而干之。至于药饵，则招徕真气之药少，攻伐和气之药多，故善服药者不如善保养。康节诗曰：爽口物多终作疾，快心事过必为殃。与其病后能加药，孰若病前能自防。郭康伯遇神人授一保身卫生之术，云：自身有病自心知，身病还将心自医。心境静时身亦静，心生还自病生时。郭信用其言，知自护爱，康强陪②常，年几百岁。

年老养生之道，不贵求奇，先当以前贤破幻之诗，洗涤胸中忧郁，而名利不苟求，喜怒不妄发，声色不因循，滋味不耽嗜，神虑不邪思。三纲五常，现成规模，贫富安危，且处见定，是亦养寿之大道也。庞居士诗云：北宅南庄不足夸，好儿好女眼前花。忽朝身没一丘土，又属张三李四家。先贤诗云：克己工夫未肯加，吝骄封闭缩如蜗。试于静夜深思省，剖破藩篱即大家。又诗云：世人用尽机关，只为贪生怕死。我有安乐法门，直须颠倒于此。祁孔宾《闻窗外诗》云：祁孔宾，隐去来。修饰人间事，甚苦不堪偕。所得末毫铢，所丧如山崖。晁文元公云：众所好者，虚名客气，冗具羡财；予所好者，天机道眼，法要度门。又云：观身无物，从外化缘生。观心无物，从颠倒想

---

① 疾行……善养生者保守：原脱，据孙氏本、清抄本补。
② 陪：诸本同，据文义疑作"倍"。

生。又云：身有安全败坏者，事之招也，即世而可见；性有起升沦坠者，行之报也，异世而不知。譬如形声之有影响，必然之理也。人云：人有疾苦，或多偶尔，非因所作，无如之何？历观幻化之躯而有甚于此者，能推此理，足以自宽。又云：仕宦之间，暗触祸机①；衽席②之上，密涉畏途；轮回之中，枉入诸趣③。古人云：心死形方活，心强命即亡。又云：你喜我不喜，君悲我不悲。雁飞思塞北，鹰忆旧巢归。秋月春花无限意，个中只许自家知。天师云：灵台皎洁似冰壶，只许元神里面居。若向此中留一物，平生便是不清虚。老子云：虚其心，实其腹。是皆融智慧，黜聪明，而宅天和以却百邪者也。比于金石草木刚烈之剂，丧津枯液以求补益者，其功远矣。此又老人之所当知者。

温公率真约会，序齿不序官。为具务简素，朝夕食，不过五味，菜果脯醢④之类，各不过三十器。酒巡无算，深浅自斟；主人不劝，客亦不辞。逡巡无下酒时，作菜羹不禁。召客共用一简⑤，客注⑥可否于字下，不别作简。或

----

① 祸机：隐伏待发之祸患，亦作"祸几"。

② 衽席：借指男女色欲之事。明·陆树声《病榻寤言》："饮食男女，人之大欲也，而大戒存焉，故以肥甘为酖毒，衽席为畏途者，戒于所易溺也。"

③ 诸趣：佛教用语，六道轮回之别称。

④ 脯醢（fǔ hǎi辅海）：佐酒的菜肴。

⑤ 召客共用一简：古代请客，普通都是每客独具一简，根据主客官职身份不同而称呼、简帖形式亦不同，共用一简则表示不论官职，一视同仁。

⑥ 注：原作"住"，据文义及《寿亲养老新书》改。

因事分简者，听会早赴，不待促，违约者，每事罚一巨觥。诗曰：七人五百有余岁，同醉花前今古稀。走马斗鸡非我事，纻①衣丝发且相辉。又曰：经春无事连翻醉，彼此往来能几家。切莫辞斟十分酒，尽教人笑满头花。当时同会，伯康温公之兄与君从席汝言七十八岁，安之王尚恭七十七岁，正叔楚建中七十四岁，不疑王谨言七十三岁，叔达七十岁，温公六十五岁，合五百一十岁。口号成诗，用安之韵。呜呼！为人子者，于亲寿在堂之时，随分约邻里之老者，约为此会，以娱其颓龄，无不可者，故特取云。

罗大经②云：予家深山中，每春夏之交，苍藓盈阶，落花满径，门无剥喙③，松影参差，禽声上下。午睡初足，旋汲山泉，拾松枝，煮苦茗啜之。随意读书，或诗数篇。从容步山径，抚松竹，与麛麚共偃息④于长林丰草之间，坐弄流水，漱口濯足。既归，竹窗下山妻稚子作笋蕨，供麦饭，欣然一饱。弄笔墨，任大小，作数十字，展所藏法帖⑤、画卷，纵观之。兴到则吟小诗一两首，再煮苦茗一杯。出步溪边，邂逅园翁溪友，问桑麻，说粳稻，量时校

① 纻（zhù 筑）：苎麻织成的粗布。
② 罗大经：罗大经（生卒年不详），字景纶，号儒林，又号鹤林，南宋庐陵（今江西吉安）人。
③ 喙：诸本同，据上下文意，当"啄"之误字。剥啄，象声词，敲门声也。唐·韩愈《剥啄行》："剥剥啄啄，有客至门，我不出应，客去而嗔。"门无剥啄，即无叩门声，无客人来也。
④ 偃息：睡卧止息。
⑤ 法帖：名家书法之范本。

雨，探节数时，相与剧谈一饷归。而倚杖柴门之下，则夕阳在山，紫绿万状，变幻顷刻，可悦人目。牛背笛声，两两归来，而月印前溪矣。唐子西云：山静似太古，日长如小年。玩味此句最妙，然识其妙者盖少。彼牵黄臂苍①，驰猎于声利之场者，但见滚滚马头尘，忽忽驹隙影耳。人能真知此妙，则东坡所谓：无事此静坐，一日是两日。若活七十年，便是百四十。所得不已多乎？《易》曰：观颐②，观其自养也。康节诗云：老年躯体素温存，安乐窝中别有春。尽道山翁拙于用，也能康济自家身。此自养之旨也。善自养如鹤林，斯可以逸老矣。

法　语

　　君子处身，宁人负己，己无负人。小人处事，宁己负人，无人负己。

　　小人诈而巧，似是而非，故人悦之者众；君子诚而拙，似迂而直，故人知之者寡。

　　闻君子议论，如啜苦茗，森严③之后，甘芳溢颊；闻小人谄④笑，如嚼糖冰，爽美之后，寒凝冱⑤腹。

---

　　① 牵黄臂苍：此词喻人不务正业，沉湎于游猎玩乐之中。黄，指狗；苍，指鹰。

　　② 观颐：谓观察研究养生之道。唐·孔颖达《周易兼义》："观颐者，颐，养也，观此圣人所养物也。"

　　③ 森严：纯正浓烈味。

　　④ 谄（tāo 涛）：阿谀讨好。

　　⑤ 冱：本作"冱"，冻结。

君子择而后交，故寡过；小人交而后择，故多怨。

君子之利利人，小人之利利己。

耳不闻人之非，目不视人之短，口不言人之过，庶几君子。

君子对青天而惧，闻雷霆而不惊；履平地而恐，涉风波而不疑。

天网恢恢，疏而不漏。种谷得谷，种豆得豆。

人以巧胜天，天以直胜人。

为子孙作富贵计者，十败其九；为人己善方便者，其后受惠。

以德为后者，昌；以祸遗后者，亡。谦柔卑退者，福之余；强忍奸诈者，祸之胎。

要知前世因，今生受者是；要知来世因，今生作者是。

逆取顺取，命中只有这些财；紧走慢走，前程只有许多路。

祸福无门，唯人自召；善恶之报，如影随形。

人可欺，天不可欺；人可瞒，天不可瞒。

人善人欺，天不欺；人恶人怕，天不怕。

深耕浅种，尚有天灾；利己损人，岂无果报。为善得祸，乃是为善未熟；为恶得福，乃是为恶未深。

慧不如命，智不如福。

祸不可以幸免，福不可以苟求。

料得人生皆素定^①，空多计较竟何如。

用不节，财何以丰？民不苏，国何以安？

饱藜藿^②者鄙膏粱，乐贫贱者薄富贵，安义命者轻生死，达是非者忘臧否^③。

仁者，阳之属；暴者，阴之属。好生者祥，好杀者殃，天行也。

力除闲气，固守清贫。

饱肥甘，衣轻暖，不知节者，损福；广积聚，骄富贵，不知止者，杀身。

少不勤苦，老必艰辛。少能服劳，老必安逸。

为家以正伦理、别内外为本，以尊祖睦族为先，以勉学修身为要，以树艺畜牧为常。

好义如饮食，畏利如蛇虺^④。居官如居家，爱民如爱身。

人有过失，己必知之，己有过失，岂不自知。喜是非者检人，畏忧患者检身。

诚无悔，恕无怨，和无仇，忍无辱。

寡言择交，可以无悔吝，可以勉忧辱。坐密室如通衢，驭寸心如六马，可以免过。

语人之短不曰直，济人之恶不曰义。

---

① 素定：犹"宿定"。
② 藜藿：泛指粗劣的饭菜。
③ 臧否：善恶得失。
④ 虺（huǐ 毁）：毒蛇，毒虫。

以众资己者，心逸而事济；以己御众者，心劳而怨聚。

不自重者取辱，不自畏者招祸，不自满者受益，不自是者博闻。

广积不如教子，避祸不如省非。

责人者不全交，自恕者不改过。

以爱妻子之心事亲，则无往不孝；以保富贵之心事君，则无往不忠。以责人之心责己则寡过，以恕己之心恕人则全交。

节食养胃，清气养神。口腹不节，致疾之由。念虑不正，杀身之本。

心可逸，形不可劳；道可乐，身不可不忧。形不劳则怠惰易毙，身不忧则荒淫不定。故逸生于劳而常休，乐生于忧而无厌。

以忠孝遗子孙者，昌；以智术遗子孙者，亡。以谦接物者，强；以善自卫者，良。

日费千金为一瞬之乐，孰若散而活冻馁者几千人？处眇躯以广厦，何如庇寒士一席之地乎？

夙兴夜寐所思忠孝者，人不知，天必知之。饱食暖衣怡然自得者，身虽安，其如子孙何？骄富贵者戚戚①，安贫贱者休休②，所以景公千驷，不如颜子之一瓢③。

---

① 戚戚：忧惧、忧伤貌。
② 休休：安闲、安乐貌。
③ 颜子之一瓢：典故出自《论语·雍也》："贤哉，回也！一箪食，一瓢饮，在陋巷，人不堪其忧，回也不改其乐。"后遂用此以喻生活朴素清苦。

屈己者能处众，好胜者必遇敌。

利可共而不可独，谋可寡而不可众。独利则败，众谋则泄。

保生者寡欲，保身者避名，无欲易，无名难。

溺爱者受制于妻子，患失者屈己于富贵。

莫大之患，起于斯须之不忍。一言一动，毫厘不忍，遂致数年立脚不定。

得便宜事，不可再作；得便宜处，不可再去。

衣冠佩玉，可以化强暴；深居简出，可以却猛兽；定心寡欲，可以服鬼神。

盛名必有重贵，大巧必有奇穷。

气宇要老成近厚，不要有芒角，防有钝挫缺折。

甚爱必太费，多藏必厚亡。

祸莫大于纵己之欲，恶莫大于言人之非。

事有垂成而复败者，或者惜之，非也。得之本有，失之本无。

观朝夕起卧之早晏，可以卜人家之兴替。

一年之计在春，一日之计在寅，一生之计在勤。

宝货用之有尽，忠孝享之无穷。

好名则立异，立异则身危，故圣人以名为戒。

内睦者家道昌，外睦者人事济。不护人短，不周人急，非仁义也。心不清则无以见道，志不确则无以立功。结怨于人，谓之种祸；舍身不为，谓之自贼。

广积聚者，遗子孙以祸害；多声色者，残性命之斧斤。

外事无大小，中欲无浅深，有断则生，无断则死。大丈夫以断为主。

人非贤莫交，物非义莫取，念非善莫举，事非见莫说。

谨则无忧，忍则无辱，静则常安，俭则常足。

修身莫若敬，避强莫若顺。戒①酒后语，忌食时嗔，忍难忍事，顺自强人。

伪贾乱尘，惰农败田，谗夫挠邦，害为污群。

拙制伤锦，侈用破家。

欺人者，不旋踵人必知之。感人者，益久人益信之。

赒人之凶，乐人之善，济人之急，救人之危。

信者，行之基；行者，人之主。人非行无以成行，非信无以立。

贪利者害己，嗜欲者戕生，肆傲者纳侮，讳过者长恶。

言而无益，不若勿言；为而无益，不若勿为。

天道远，人道迩，顺人情，合天理。

身闲不如心闲，药补不如食补。

富贵不知止，杀身；饮食不知止，损寿。

---

① 戒：原作"诫"，据文义改。

富时不俭贫时悔，见时不觉用时悔，醉后狂言醒时悔，安不将息病时悔。

务德莫如滋，去恶莫如尽。

嘉谷不早实，大器当晚成。

安分身无辱，知机心自闲。

避色如避仇，避风如避箭。

作福不如避罪，服药不如忌口。

服药千朝，不如独宿一宵；饮酒一斛，不如饱食一粥。粗茶淡饭饱即休，补缀遮寒暖即休，三平二满过即休，不贪不妒老即休。

得忍且忍，得诫且诫，不忍不诫，小事成大。舌存以软，齿亡以刚。百战百胜，不如一忍。万言万当，不如一默。

施恩勿求报，与人勿追悔。

凡事只须求顺理，所为不可道天高。

天意顺时为善计，人情安处是良图。

眼前随分好光阴，谁道人生多不足。

见人富贵不可妒，见人贫贱不可欺，见人之善不可掩，见人之强不可扬。

德业，常看胜于我者，则耻愧自增；福禄，当看不及我者，则忌尤自息。

知止自当除妄想，安贫须是禁奢心。

得便宜是失便宜，失便宜是得便宜。

耕尧田者有水虑，耕汤田者有旱忧，耕心田者无忧无虑，日日丰年。

衣垢不浣，器缺不补，对人犹有惭色；行垢不浣，德缺不补，对天岂无愧心？

富贵过目，无异梦觉，既觉不可复为梦也。故贫贱人事之常，富贵暂时事耳，有得必有失。

易损而难复者，精也；易躁而难静者，神也。唯养气使充，则精神庶全。精神苟全，则功名事业皆可为之也。

不妄求则心安，不妄作则身安，身心既安，乐在其中矣。

彼以悭吝狡伪之心待我，吾以正大光明之体待之。

人如负我，我何预。我若辜人，人有词。

盛喜中勿许人物，盛怒中勿答人简。

看经未为善，作福未为愿，莫若当权时，与人行方便。

勤为无价之宝，慎是护身之门。

寡言则省谤，寡欲则保身。

福生于清俭，德生于早退，道生于安静，命生于和畅，患生于多欲，祸生于多贪，过生于眩慢，罪生于不仁。

宁可正而不足，不可邪而有余。短莫短于苟得，孤莫孤于自恃。

知足常足，终身不辱；知止常止，终身不耻。

心不负人，面无惭色。

不作皱眉事，应无切齿人。

薄施厚望者，不报；贵而忘贱者，不久。

寸心不寐，万法皆明。

过去事明如镜，未来事暗如漆。

人为事遂，志不可喜，有不遂，志不可忧，其中祸福难知故也。

自信者不疑人，人亦信之，吴越皆兄弟；自疑者不信人，人亦疑之，身外皆敌国。

势交者近，势竭而亡；财交者密，财尽而疏；色交者亲，色衰而绝。踏实地，无烦恼。

居必择邻，交必择友。

勤俭常丰，生老不穷。

蔬菜当肉，缓步当车，无罪当贵，无灾当福。

大厦千间，夜眠八尺；良田万顷，日食二升。

富因忔①借许，贫为不争多。

人于仓卒颠沛之际，善用一言，上资祖考，下荫儿孙。

饮卯时酒，一日不快活；多置宠妾，一生不快活。

至乐莫如读书，至要莫如教子，至富莫盖屋，至穷莫卖田。

---

① 忔（yì逸）：厌烦。

欲要宽，先了官。

少追陪，紧还债，家缘成，人情在。

利心专则背道，私意确则灭公。

轻诺者必寡信，面誉者背必非。

欲去病，须正本，本固则病可攻，药石可以效；欲齐家，须正身，身端则家可理，号令可以行。固其本，端其身，非一朝一夕之故也。

立身之道，内刚外柔。肥家之道，上逊下顺。不和不可以接物，不公不可以驭下。

谗臣乱国，妒妇乱家。

妇人悍者必淫，丑者必妒。士大夫谬者忌，险者疑，必然之理也。

孝于亲则子孝，钦于人则众钦。

不肖之子，志在游荡，身在屋下，心在屋上。

家欲成，看后生。

子孙不如我，要钱做甚么？子孙强如我，要钱做甚么？

教子婴孩，教妇初来。

遗子千金，不如教子一经。

养身百计，不如随身一艺。

为子孙者，欲其悫①，不欲其浮。欲其循循②然，不欲

---

① 悫（què 确）：诚笃，忠厚。
② 循循：遵循规矩貌。

其额额①然。

养儿如虎，犹恐如鼠；养女如鼠，犹恐如虎。

起家之子，惜粪如金；败家之子，弃金如粪。

养男之法莫听诳语，育女之法莫教离母。

国之将兴，实在谏臣；家之将兴，必有诤子。

痴人畏妇，贤妇敬夫。

健奴无礼，娇儿不孝。读书，起家之本；勤俭，治家之本；和顺，齐家之本。

事不可做尽，势不可倚尽，言不可道尽，福不可享尽。

留有余不尽之巧以还造化，留有余不尽之禄以还朝廷，留有余不尽之财以还百姓，留有余不尽之福以还子孙②。

---

① 额额：不休息貌。
② 实在谏臣……以还子孙：原脱，据孙氏本、清抄本补。

校注后记

一、作者生平及成书年代

《厚生训纂》一书由周臣编撰。周臣，字在山，又字子忠，生卒年均不详，系明代嘉靖朝士人。关于其生平行迹，历代史书记述简略。据《（光绪）衢州府志》记载："周臣，字字忠，吴县人，嘉靖二十八年知府，自奉俭朴，莅政严明，奸吏无所用计，受罚者咸服。升，五邑馈赆，一无所取。去之日，耆民扳辕于道。"另《（民国）吴县志》亦记录："周臣，字子忠，霸州籍，嘉靖二十八年知衢州府，政事严明，奸吏无所措手，士大夫无请托。去之日，耆民攀辕于道"，足见其官声颇佳。从以上二则文献可知，明嘉靖二十八年（1549）周臣出任浙江衢州知府，而《厚生训纂》一书正是其在任内倡议、纂辑而成。这亦从周氏为《厚生训纂》所撰写的序言中得以佐证，"嘉靖己酉（1549），予守衢之"，因病疡不能视事，日坐郡斋，百般聊赖，遂向同僚周潭石借阅《颜氏家训》《袁氏世范》《养生杂纂》《便民图纂》《通书》和《居家必用》等书。阅读后甚有感悟心得，认为这些书"于民生日用，亦云备矣"，于是就性情、饮食、起居、处己、睦亲、治家等相关主题，择其浅显易懂的条目，附以章名，令吏人抄录，并将抄录文字出示给周潭石阅看。周氏认为这些内容颇具教化价值，遂建议刊刻发行。周臣听后亦颇为赞同，"姑刻之以示衢民，如其礼乐，俟后之君子云"。由序言可推断《厚生训纂》编纂成书于明嘉靖二十八年（1549），至于初刊时间不详。43年之后，即明万历二十年壬辰（1592），《厚生训纂》经明代著名刻书家胡文焕的文会堂校正刊行，全书共分六卷，书名前面冠以"新刻"二字。其后，该书又先后被收入胡氏所编集的《格致丛书》《寿养丛书》两部丛书中。由于这两部丛书在明代盛行一时，影响较大，《厚生训纂》亦随之广为流布，被后世视为明代重要养生著作之一。

二、版本概况及源流

《厚生训纂》在各书目收录情况如下：

《全国中医图书联合目录》著录其民国之前版本有：明万历二十年壬辰（1592）虎林胡氏文会堂校刻本、明万历三十二年甲辰（1604）槜李孙成名刻本、格致丛书明万历三十一年癸卯（1603）刻本、《寿养丛书》明映旭斋刻本。《中国中医古籍总目》在《全国中医图书联合目录》所收录的版本之外，增添了明万历三十九年辛亥（1611）涵虚阁刻本。据笔者文献考证及现场调研，《厚生训纂》一书的现存版本情况如下：

1. 明万历二十年壬辰（1592）虎林胡氏文会堂校刻本（简称"文会堂本"），天津图书馆、中华医学会上海分会图书馆、中国医科大学图书馆藏。

因《厚生训纂》原刊本散佚不见，该本是《厚生训篡》现存最早刊本。该本书籍形态为1册，线装，6卷。每半页10行，行19字，白口，左右单边，双白鱼尾。扉页题作"厚生训篡，虎林胡氏文会堂，万历岁次壬辰季秋吉旦新梓"。卷前有嘉靖四年周臣"厚生训篡引"，正文卷首右上方题"新刻厚生训篡"，次行标注"在山周臣编辑、全庵胡文焕校正"。全书体例共分六卷，卷一育婴（附诸忌）、卷二饮食（附诸忌）、卷三起居（附诸忌）和御情、卷四处己和睦亲、卷五治家、卷六养老和法语。

2. 明万历三十九年辛亥（1611）檇李孙成名重刊本（简称"孙氏本"），中国医学科学院图书馆藏。

该本为《保合编》二种的一种（《保合编》含二种，即《厚生训篡》与王肯堂之《医论》）。书籍形态为2册1函，2卷，线装。板框高20.2cm，宽12.1cm，双栏。每半叶7行，行18字，白口，左右双边，单黑鱼尾。版心上镌刻目名和页码。该书首先是明万历辛亥（1611）沈师昌"保合编小叙"、明万历甲辰（1604）孙成名"保合编叙"，然后是周臣"厚生训篡引"和冯时可"厚生训篡序"。正文卷首右上方题"新镌厚生训篡"，右下方题"涵虚阁重校"，卷末左下方记"金陵盛文高刊"。关于"孙成名本"，《宁波经籍志简编》《慈溪县刻书考》两书均有著录。据《慈溪县刻书考》记载："孙成名，字允人，浙江慈溪县人，明隆庆五年进士。新镌厚生训篡二卷，明周臣撰，明万历三十二年浙江省慈溪县孙成名刊本"。由此可见孙成名编集的《保合编》，初刊于明万历三十二年（1604）。但据书中所附明万历三十九年沈师昌"保合编小叙"及馆藏卡片信息，中国医学科学院图书馆藏《保合编》之《厚生训纂》乃"孙成名本"之重刊本。因此，《全国中医图书联合目录》《中国中医古籍总目》将此版本时间定为明万历三十二年甲辰（1604）显然有误，该版本准确刊印时间应为明万历三十九年（1611）。

该版本在体例上与"文会堂本"相较，虽然涵盖的还是九个主题，但改变原初六卷为上、下二卷，上卷为：育婴（附产忌）、养老、饮食（附诸忌）、起居，下卷为：处己、睦亲、治家、御情、法语。在文字内容上相对照，有所删减，校正了文会堂本存在的一些文字讹误，具有较高的价值。

3. 明万历三十九年辛亥（1611）涵虚阁刻本（简称"涵虚阁本"），辽宁中医药大学图书馆藏。

该本因辽宁中医药大学图书馆不予示人，故不得见。整理者曾委托该校老师代为查询，得知该版本基本概况：书籍形态为一册一函，二卷，线装。每半叶七行，行十八字。该本首录"保合编叙"，落款署名"万历辛亥仲秋长洲张世伟撰"。与中国中医科学院图书馆藏《保合篇》重刊本相较，未见孙成名撰写之《保合编叙》，亦无《厚生训纂引》，目录缺失。全书体例亦是二卷，但缺失治家、御情、法语三篇，文字亦有大段删减。

4. 《寿养丛书》本

《寿养丛书》为明代刻书家胡文焕所编，胡氏为万历年间杭州著名刻书坊主，所刻书籍数百种，以《格致丛书》《百家名集》《寿养丛书》等名目行于世。所列诸书，俱无定数，刷印数十种，即立一名目，刻一目录，以新耳目，冀其多售，故传世之本，部部各殊，究不知其全书凡几种。因此，《寿养丛书》存世各版本在收录书籍种类和卷数上差异较大。《寿养丛书》馆藏颇丰，但在国内均不见原刻书签。其在国内存有三个代表性版本：明映旭斋刻寿养丛书本（简称"映旭斋本"）、明万历二十年壬辰（1592）余氏种德堂刻寿养丛书本（简称"种德堂本"）、清代《寿养丛书》精抄本。《厚生训纂》在这三个版本均被收录。

中国中医科学院图书馆藏映旭斋本，该藏本有书名页，镌《寿养丛书》及16种子目名，"映旭斋梓行"。《厚生训纂》列为该丛书第7集，书名前冠以新刻二字，集前有虎林胡氏文会堂刊记，署万历二十年（1592）刊。关于此版本的来历，学界尚未有定论，王宝平在《胡文焕丛书考辨》分析道："它或为胡氏原刻，但也不排除市贾从胡氏刊刻之本中摘印而成的可能性。而始作俑者疑为映旭斋。"由于中国中医科学院图书馆闭馆装修，整理者未能亲睹此版本，亦不敢妄断。

此外，中国中医科学院馆藏种德堂本，该藏本有书名页，镌《寿养丛书》名及 18 种子目名，"书林余氏种德堂梓"。书籍形态为 3 册，线装，6 卷。书高 20cm，宽13.5cm，每半页 10 行，行 20 字，单栏，白口，单鱼尾。据《中国中医研究院图书馆馆藏中医线装书目》记录，《厚生训纂》列为该丛书第 12 集，书名前冠以新刻二字，署万历二十年（1592）刊。据已获取的影印电子文本，可知该版本系据胡氏文会堂本翻刻而成。但查阅《建阳刻书史》等相关史料，明代建阳书坊，余氏无种德堂堂号，种德堂署熊氏。明代建阳书坊间书板互借、出租的情况多有，于是就有了剜挖该题以充新板的作伪手法，由此亦可见明代坊刻混乱之一斑。

清代《寿养丛书》精抄本，其据明文会堂初刻本精抄而成，共收录著作 32 种 64 卷，1990 年中医古籍出版社即据此抄本出版影印本。校注者在《出版说明》中交代："该丛书系清人据文会堂版精抄而成，内容完备，文字工整，插图亦精美，堪称古代传本之精品，是目前国内外最全抄本。"《厚生训纂》一书列在丛书第 28 种。因其是手抄本，故无板框、栏线、界格、版心、象鼻、鱼尾等。

三、著作内容及学术思想

养生文化在中国有着非常悠久的历史。与前代相比较，明代的养生专著、养生笔记在数量上呈现激增趋势，大量的养生书单行本与养生丛书竞出。除了医疗从业者和道术修炼者之外，民间社会不少受过儒家教育、以科考为职业志向的文人也投身其中。《厚生训纂》一书的编纂者周臣即是此类代表。从书序二周的言谈对话中，可以解读出：①当文士疾病缠身之时，可藉由阅读修身、养生书籍来排解病中寂寥，同时学习身体调摄的方式；②在明代文人思想世界中，《厚生训纂》之类的养生书籍与家训（《颜氏家训》《袁氏世范》）、历书（《通书》）与类书（《便民图纂》《居家必用》）存有相近之处，与民众日常生活息息相关，均为"民生日用"的必备书籍。由此可见明代社会养生阶层的扩大，对于养生的追求已不再局限于医家或道士群体，已然成为当时社会竞相追随的风尚，这是明代养生书籍呈现的特色之一。

《厚生训纂》全书共有六卷，分育婴、饮食、起居、御情、处己、睦亲、治家、养老、法言九个主题，涉及优生育儿、食疗食补、饮食禁忌、起居坐卧、情志调摄、房中养生、人际交往、治家教子、年老养生等诸多内容，融合儒、道、释三教修炼方式，养生范畴从个体形神层面扩及日常起居、治家处事等活动，体现明代养生书籍另一重要特色：与前代相比，养生范畴得到极大拓展。

《厚生训纂》一书系周臣从前代养生书、家训、历书和类书中摘取抄录而成，通观全书，虽非其原创文字，但体现了明代士人对于养生事业之关注和重视，彰显该时期养生家的特定身体观念，间接反映明代的养生思想和方法。其学术思想体现以下几个方面：

第一，传承传统中医养生思想理念。

本书卷三《起居》开篇即引用《素问·四气调神大论》与四时对应的四种养生方法，提示社会大众日常生活饮食、起居、情志等务必与自然界春生、夏长、秋收、冬藏季节特性相应，不可忤逆自然之气。对于自然界和人体，重视气化的影响作用，所谓"大道无情，非气不足以长养万物。气化则物生，气壮则物盛，气变则物衰，气绝则物死，此生长收藏之机，万物因之而成变化也。人肖天地，同此一气"。（《厚生训纂．卷之三．御情》）在更大的时间水准上，"气"和人的一生存在紧密联系，譬如书中第三卷御情篇引用《内经》经典文句，论述"气"随着时间分阶段地从身体中消去，最后只留下形骸融合到自然之中。此外，书中尚运用《内经》医学疾病观，将身体外因素和身体内因素联系起来考察，所谓"天之邪气，感则害人五脏"。

第二，彰显古代社会特定的身体观念。

古代传统对于身体的观察注重形体与精神的兼顾，中医学亦重视形神相互为用。翻阅《厚生训纂》全书，形神合一的摄生观念贯穿始终，全书处处强调形神之间的和谐统一是养生的关键之处，养神重于养形。对于人体精、气、神三者之间的关系，书中概括凝练为："精者，神之本；气者，神之主；形者，气之宅。神太用则耗，气太用则竭，气太劳则绝。气清则神畅，气浊则神昏，气乱则神劳，气衰则神去"。(《厚生训纂·卷之三·御情》) 此外，书中认为人在一定的社会环境中，难免受到外界环境如声色滋味、功名利禄等各种因素影响，期冀养生者做到"恬淡虚无""精神内守"，所谓"名利不苟求，喜怒不妄发，声色不因循、滋味不耽嗜，神虑不邪思"，方能达到养生修性的养生境界。

第三，全面的观点看待摄生养生事业。

全书结合思想情志、生活环境、家庭治理等诸多因素，以儒家的修养精神阐述诸多具体养生方法。《厚生训纂》中有关治家、教子、处世等方面的内容，多引自《颜氏家训》《袁氏世范》等儒士熟读典籍，展示了中国古代社会儒士群体对于养生的基本态度：养生与修身合为一体。书中处处提倡君子之道，鼓励大众践行仁道精神，例如"福生于清俭，德生于早退，道生于安静，命生于和畅，患生于多欲，祸生于多贪，过生于眩慢，罪生于不仁"。(《厚生训纂·卷之六·法言》) 对于古代儒士而言，养生事业兼具自然属性和社会属性，他们的理想在于通过自我控制、有为有守的方式，以追求生命的终极自由与绝对超脱。

总而言之，《厚生训纂》一书的养生论述以保健、防老、长寿的理念为基础，针对个人睡眠饮食、日常起居、行动坐卧、性行为、人际交往等方面提出细致规范，认为养生并非玄虚不可及的抽象概念，而是在日常生活中可加以实践的身体言行。

总 书 目

I

本　草

方　书

卫生编

袖珍方

仁术便览

古方汇精

圣济总录

众妙仙方

李氏医鉴

医方丛话

医方约说

医方便览

乾坤生意

悬袖便方

救急易方

程氏释方

集古良方

摄生总论

辨症良方

活人心法（朱权）

卫生家宝方

寿世简便集

医方大成论

医方考绳愆

鸡峰普济方

饲鹤亭集方

临症经验方

思济堂方书

济世碎金方

揣摩有得集

亟斋急应奇方

乾坤生意秘韫

简易普济良方

内外验方秘传

名方类证医书大全

新编南北经验医方大成

临证综合

医级

医悟

丹台玉案

玉机辨症

古今医诗

本草权度

弄丸心法

医林绳墨

医学碎金

医学粹精

医宗备要

医宗宝镜

医宗撮精

医经小学

医垒元戎

医家四要

证治要义

松厓医径

扁鹊心书

素仙简要

慎斋遗书

折肱漫录

丹溪心法附余

IV

叶氏女科证治

妇科秘兰全书

宋氏女科撮要

茅氏女科秘方

节斋公胎产医案

秘传内府经验女科

儿 科

婴儿论

幼科折衷

幼科指归

全幼心鉴

保婴全方

保婴撮要

活幼口议

活幼心书

小儿病源方论

幼科医学指南

痘疹活幼心法

新刻幼科百效全书

补要袖珍小儿方论

儿科推拿摘要辨症指南

外 科

大河外科

外科真诠

枕藏外科

外科明隐集

外科集验方

外证医案汇编

外科百效全书

外科活人定本

外科秘授著要

疮疡经验全书

外科心法真验指掌

片石居疡科治法辑要

伤 科

伤科方书

接骨全书

跌打大全

全身骨图考正

眼 科

目经大成

目科捷径

眼科启明

眼科要旨

眼科阐微

眼科集成

眼科纂要

银海指南

明目神验方

银海精微补

医理折衷目科

证治准绳眼科

鸿飞集论眼科

眼科开光易简秘本

眼科正宗原机启微